Gurmeet Singh
Mudasir Sultana
Adil Mehraj Khan

Farmacocinética da Moxifloxacina em Caprinos: Efeito da bifentrina

Gurmeet Singh
Mudasir Sultana
Adil Mehraj Khan

Farmacocinética da Moxifloxacina em Caprinos: Efeito da bifentrina

Estudo Farmacocinético da Moxifloxacina em Cabras Saudáveis e Intoxicadas com Bifentrina

ScienciaScripts

Imprint

Any brand names and product names mentioned in this book are subject to trademark, brand or patent protection and are trademarks or registered trademarks of their respective holders. The use of brand names, product names, common names, trade names, product descriptions etc. even without a particular marking in this work is in no way to be construed to mean that such names may be regarded as unrestricted in respect of trademark and brand protection legislation and could thus be used by anyone.

Cover image: www.ingimage.com

This book is a translation from the original published under ISBN 978-620-6-77400-6.

Publisher:
Sciencia Scripts
is a trademark of
Dodo Books Indian Ocean Ltd. and OmniScriptum S.R.L publishing group

120 High Road, East Finchley, London, N2 9ED, United Kingdom
Str. Armeneasca 28/1, office 1, Chisinau MD-2012, Republic of Moldova, Europe
Printed at: see last page
ISBN: 978-620-7-97841-0

Índice

CAPÍTULO 1: INTRODUÇÃO

Um antimicrobiano é um agente utilizado para matar microrganismos ou impedir o seu crescimento. Estes medicamentos podem ser classificados de acordo com os microrganismos contra os quais actuam principalmente. Por exemplo, os medicamentos utilizados contra as bactérias são os antibacterianos, enquanto os antifúngicos são utilizados contra os fungos. Podem também ser classificados de acordo com a sua função. Podem ser utilizados para tratar infecções, sendo designados por quimioterapia antimicrobiana, enquanto a profilaxia antimicrobiana é a utilização de medicamentos antimicrobianos para prevenir infecções. O termo *antibiótico* descreve apenas as formulações derivadas de microrganismos vivos, enquanto o termo antimicrobiano, por definição, inclui os agentes derivados de síntese química, embora os dois termos sejam utilizados indistintamente na prática habitual. Assim, medicamentos como a penicilina, as cefalosporinas e os aminoglicosídeos são antibióticos e os medicamentos como as sulfonamidas, a trimetoprima ou as fluoroquinolonas são antimicrobianos.

Todos os anos, centenas de antimicrobianos estão a ser identificados e desenvolvidos até atingirem uma fase em que são úteis na terapia contra infecções. Entre estes agentes antimicrobianos sintéticos, o ácido nalidíxico estava disponível para as infecções do trato urinário. Este medicamento era menos importante devido ao estreito espetro de atividade, à utilidade terapêutica limitada e ao rápido desenvolvimento de resistência. Neste contexto, foram introduzidas as 4-quinolonas fluoradas, vulgarmente conhecidas como fluoroquinolonas, que representam agentes terapêuticos importantes. Modificações progressivas na sua configuração molecular resultaram em agentes melhorados, aptos a sobreviver no ambiente terapêutico atual, com maior potência de atividade e farmacocinética. Estes agentes têm uma ampla atividade antimicrobiana e são eficazes após administração oral para o tratamento de uma grande variedade de doenças infecciosas durante muitos anos, constituindo assim uma classe separada de antimicrobianos (Keutz e Schluter, 1999). Possuem também algumas caraterísticas muito importantes, como um amplo espetro de atividade bactericida (Andriole, 1993), um efeito imunomodulador (Taly, 2004), um grande volume de distribuição (Wolfson e Hooper, 1989), uma baixa ligação às proteínas plasmáticas e uma concentração inibitória mínima (CIM) relativamente baixa contra microrganismos-alvo susceptíveis (Spreng *et al.,* 1995; Brown, 1996). Considera-se que as fluoroquinolonas têm um efeito dependente da concentração, embora também tenha sido descrito um efeito bactericida dependente do tempo contra algumas bactérias Gram-positivas (Spreng *et al.,* 1995; Cester *et al.,* 1996; Dalhoff *et al.,* 1996).

As fluoroquinolonas tornaram-se uma classe cada vez mais popular de agentes antimicrobianos contra uma variedade de infecções. Estes medicamentos são a única classe de agentes antimicrobianos em uso clínico que são inibidores diretos da síntese de ADN bacteriano. As fluoroquinolonas inibem duas enzimas bacterianas, a DNA girase e a topoisomerase IV (Drilicia e Zhao, 1997), que desempenham papéis essenciais e distintos na replicação do DNA. Em geral, a norfloxacina (uma fluoroquinolona mais antiga) é menos ativa contra bactérias Gram-negativas e Gram-positivas. Várias outras fluoroquinolonas, como a ciprofloxacina, a lomefloxacina, a levofloxacina e a ofloxacina, têm uma excelente atividade contra as bactérias Gram-negativas e uma atividade moderada a boa contra as Gram-positivas. No entanto, a atividade *in vitro* contra organismos Gram-positivos não é tão potente como contra organismos Gram-negativos (Eliopoulos, 1995). As tendências de vigilância indicam que as taxas de resistência em isolados obtidos de infecções oculares graves, quer envolvam a córnea ou o compartimento intraocular, estão a aumentar. Para além disso, a resistência do *Staphylococcus* aureus à ciprofloxacina era de 5,8% em 1993, tendo aumentado até 35% em 1997; a resistência à ofloxacina era de 4,7% em 1993 e 35% em 1997. A incidência crescente de infecções bacterianas pós-operatórias, combinada com o aumento constante da resistência às terapêuticas tradicionais com fluoroquinolonas, levou ao desenvolvimento da nova geração de fluoroquinolonas. Para fazer face a estas limitações, vários agentes mais recentes (moxifloxacina, trovafloxacina e gatifloxacina) parecem constituir uma alternativa válida para as infecções por bactérias Gram-positivas (Nightingale, 2000).

A moxifloxacina **(Figura 1)** é uma nova quinolona de terceira geração com uma atividade antibacteriana de largo espetro contra bactérias Gram-negativas, bactérias Gram-positivas, anaeróbios (Medical letter, 2000) e organismos atípicos como as *espécies de Mycoplasma* e *Chlamydia* (Ball, 2000). Tem a potência mais elevada da sua classe contra *Staphylococcus aureus, Staphylococcus epidermidis* (*Kowalski et al.,* 2003) e *Streptococcus pneumoniae* (Kerry *et al.,* 2007; Noel *et al.,* 2005).

Figura 1. Estrutura da moxifloxacina (Imagem retirada da Wikipédia; Moxifloxacina)

Um regime de dosagem racional desempenha um papel fundamental para a utilização judiciosa de um agente antimicrobiano. A espinha dorsal do regime de dosagem reside no estudo farmacocinético de um determinado medicamento. Para se obter todo o potencial e uma maior eficácia terapêutica de um medicamento, considera-se que as propriedades farmacocinéticas devem ser estudadas em animais e no ambiente em que o medicamento vai ser utilizado clinicamente. Foi efectuado um número crescente de estudos farmacocinéticos com fluoroquinolonas em cabras (e camelos Banna e Sooud, 1998; Abd e Goudah, 2002), que fornecem uma base para a determinação de um regime de dosagem satisfatório. Os dados disponíveis sobre a farmacocinética da moxifloxacina em pequenos ruminantes são muito limitados. No entanto, as propriedades farmacocinéticas da moxifloxacina foram documentadas em cavalos (Gardner *et al.*, 2004), coelhos (Fernandez-Varon *et al.*, 2005; Carceles *et al.*, 2006), cabras em lactação (Fernandez-Varon *et al.*, 2006; Carceles *et al.*, 2007), ovelhas (Goudah, 2007), camelos (Abd *et al.*, 2007) e seres humanos (Sullivan *et al.*, 1999; Siefert *et al.*, 1999).

A utilização de insecticidas é um dos principais factores subjacentes a este aumento da produtividade agrícola. A bifentrina (**Figura 2**) é um piretróide do tipo I, um inseticida e um acaricida, com oito estereoisómeros, dos quais o cisisómero é ativo (Khan et al. 2013, Dar et al., 2015). É ativo contra uma vasta gama de pragas foliares, incluindo Coleoptera, Diptera, Heteroptera, Homoptera, Lepidoptera e Orthoptera (Pesticide Manual, 1997), afectando o seu sistema nervoso e causando a paralisia e a morte destas pragas. É um dos piretróides comercializados mais potentes, com valores de dose letal oral-50 (DL50) de 53 mg/kg em ratos fêmeas e 70 mg/kg em ratos machos (Cao et al.

2014). Os piretróides actuam retardando o fecho dos canais de sódio dependentes da voltagem na membrana nervosa, após um influxo inicial de sódio durante a fase despolarizante de um potencial de ação (Dar at al., 2015). Isto resulta numa corrente de cauda de sódio prolongada que causa a despolarização persistente do neurónio e o consequente aumento da taxa de disparo neuronal (Dubey at al., 2013; Yang e Li 2015). Os piretróides sintéticos são geralmente considerados como os insecticidas preferidos, sendo beneficiados pelas suas excelentes propriedades insecticidas e pela sua rápida degradação no solo (Hénault-Ethier 2015, Dar et al., 2019). Estes pesticidas dominam os mercados de inseticidas em todo o mundo devido ao seu baixo custo, à sua baixa toxicidade para os mamíferos e à sua elevada capacidade inseticida (Gray et al. 2018).

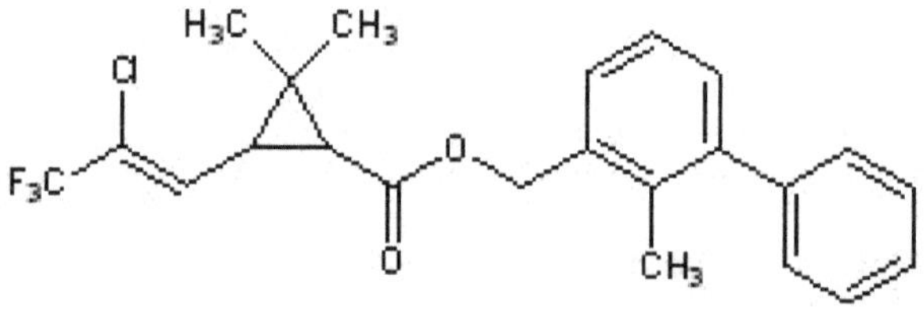

Figura 2. Estrutura da bifentrina (Imagem retirada de (Imagem retirada de Wikipedia; Bifentrina)

A bifentrina é bem absorvida através da pele intacta. No entanto, a inalação é uma via muito menos importante (Adamis *et al.,* 1985; Chen *et al.,* 1991) e é mais provável que ocorra quando os piretróides são utilizados em espaços confinados (Llewellyn *et al.,*

1996). É altamente tóxico para peixes e organismos aquáticos (Walker *et al.*, 1991; Briggs, 1992). A EPA dos EUA classificou a bifentrina como um veneno de classe II - moderadamente tóxico. Quando ingerida em grandes doses, pode causar incoordenação, tremores, salivação, diarreia e irritabilidade ao som e ao tato (EPA, 1989). Os efeitos tóxicos agudos dos insecticidas piretróides no homem e nos animais são relativamente reduzidos devido ao seu rápido metabolismo e excreção sob a forma de metabolitos inactivos na urina (Lukowicz e Krechniak, 1991). No entanto, os compostos deste grupo apresentam efeitos alérgicos e imunossupressores (Madan *et al.*, 1996). Vários estudos demonstraram que os piretróides produzem alterações nos parâmetros bioquímicos e hematológicos (Yousef *et al.*, 2006). Sendo xenobióticos, o organismo, incluindo o das espécies não visadas, metaboliza estes produtos químicos. Isto pode induzir stress oxidativo devido à geração de espécies reactivas de oxigénio (ROS) (Kale *et al.*, 1999; Raina *et al.*, 2009; Dubey et al. 2013; Khan et al., 2013). O stress oxidativo tem consequências prejudiciais para as funções celulares e tecidulares, contribuindo para a patogénese de uma vasta gama de doenças (Bashan et al. 2009; Ryu et al. 2013; Khan et al., 2014).

Os pesticidas podem interagir com a farmacocinética (PK) do fármaco através da modulação dos transportadores de fármacos e das enzimas metabólicas para modificar a resposta ao fármaco. Assim, a concentração e a duração do fármaco que atinge o seu local de ação serão desviadas dos dados ideais sem xenobióticos. No caso dos fármacos antimicrobianos, a alteração da PK manifesta-se por uma fraca eficácia antimicrobiana, que se manifesta por resistência antimicrobiana (RAM). A resposta alterada deve ser investigada em termos de adulteração da disposição antimicrobiana pelos pesticidas. Uma vez que a farmacocinética dos agentes quimioterapêuticos é marcadamente alterada em condições de doença (Toth *et al.*, 1991; Singh *et al.*, 1998; Sharma *et al.*, 2005; Pawar e Sharma 2008) e os dados farmacocinéticos obtidos em indivíduos saudáveis não podem ser extrapolados para os doentes devido à indução ou inativação de enzimas hepáticas e transportadores de fármacos. Por conseguinte, para uma terapêutica judiciosa, é essencial estudar o perfil farmacocinético de um fármaco de referência e formular um regime de dosagem adequado no estado da doença e no ambiente muito particular em que vai ser utilizado clinicamente.

Com a introdução de novos fármacos/agentes antimicrobianos, é necessário estudar a alteração da farmacocinética em diferentes condições de doença, uma vez que existe toda a probabilidade de um perfil farmacocinético alterado de um fármaco de referência. Além disso, não existem dados sobre a farmacocinética e o regime de dosagem da moxifloxacina em cabras intoxicadas. É neste contexto que o presente estudo foi planeado com os seguintes objectivos

1) Determinar a farmacocinética e a ligação às proteínas plasmáticas da moxifloxacina em caprinos saudáveis após administração intravenosa.

2. determinar a farmacocinética da moxifloxacina em cabras intoxicadas com bifentrina.

3. determinar o regime de dosagem da moxifloxacina em cabras saudáveis e intoxicadas com bifentrina.

CAPÍTULO 2: REVISÃO DA LITERATURA

Durante a última década, os medicamentos antimicrobianos revolucionaram a medicina veterinária, constituindo um meio eficaz e pouco dispendioso de tratar e, em algumas circunstâncias, prevenir doenças infecciosas (Ball, 1998; Ball, 1999; Campoli *et al.*, 1988; Krumpe *et al.*, 1999). A consequência inevitável da utilização generalizada de agentes antimicrobianos tem sido o aparecimento de agentes patogénicos resistentes aos antibióticos, tornando cada vez maior a necessidade de novos medicamentos e contribuindo para o aumento do custo dos cuidados veterinários. A resistência a estes agentes antimicrobianos tornou-se uma preocupação importante. Para além da resistência natural e adquirida, a prescrição suboptimizada também contribui para o desenvolvimento da resistência. A ação antimicrobiana dos medicamentos sobre os microrganismos depende do perfil concentração-tempo no local da infeção. Por conseguinte, os parâmetros farmacocinéticos podem ser utilizados para otimizar o regime de dosagem antibacteriana.

A era moderna da quimioterapia antimicrobiana data de 1936, com a introdução da sulfanilamida na prática clínica. A penicilina ficou disponível em quantidades suficientes para utilização clínica em 1941. A estreptomicina, o cloranfenicol e a tetraciclina foram identificados no final da Segunda Guerra Mundial. Desde então, foram descobertas numerosas classes de agentes antimicrobianos e a maioria deles está disponível para utilização ainda hoje. Entre estes agentes quimioterapêuticos, as quinolonas, também designadas por 4-quinolonas, os ácidos carboxílicos das quinolonas e as fluoroquinolonas, constituem um grupo grande e em expansão de agentes antimicrobianos sintéticos. O primeiro fármaco desta classe, o ácido nalidíxico, foi descoberto em 1962, embora o seu espetro de atividade antimicrobiana se restringisse às

Enterobacteriaceae e o fármaco fosse utilizado para o tratamento de infecções do trato urinário. O ácido oxalínico e a cinoxacina foram introduzidos um pouco mais tarde. Estes medicamentos foram abandonados devido ao seu espetro antibacteriano limitado e à sua resistência. Neste contexto, a introdução mais recente de grupos 6-fluoro e 7-(1-piperazinil) alargou o espetro, aumentou a potência e impediu o desenvolvimento de resistência. A substituição da piperazina na posição 7 conduziu a compostos com atividade significativa contra a *Pseudomonas aeruginosa*, por exemplo, o ácido pipemídico. A fluoração na posição 6 (que dá o nome de fluoroquinolonas) e a modificação de outras cadeias laterais conduziram a uma maior atividade anti-Gram-positiva, incluindo uma maior potência contra o pneumococo, melhores perfis farmacocinéticos e meias-vidas séricas mais longas. As fluoroquinolonas danificam o ADN bacteriano e conduzem a defeitos no superenrolamento negativo (Gellert *et al.*, 1977). Este efeito foi associado à inibição da atividade da DNA girase, uma enzima presente em todas as bactérias. Em conjunto com outras proteínas, a girase catalisa alterações no grau de enrolamento do ADN de cadeia dupla. Nesta capacidade, desempenha um papel vital no empacotamento, replicação e transcrição do ADN. Quando a DNA girase suscetível é exposta a uma quinolona, o fármaco interage na superfície de um domínio alfa-helicoidal da enzima envolvida na clivagem e religação do ADN. Os efeitos tóxicos resultam da formação irreversível de um intermediário retido constituído por quinolona, girase e ADN clivado (Gellert *et al.*, 1977). Isto impede a progressão dos garfos de replicação e dos complexos de transcrição (Willmott *et al.*, 1994), conduzindo à fragmentação do cromossoma e à morte celular.

O Quadro 1 apresenta uma breve panorâmica das fluoroquinolonas desenvolvidas. A ciprofloxacina e a ofloxacina representam um importante avanço terapêutico, uma vez que estes agentes têm uma ampla atividade antimicrobiana e são eficazes após administração oral para o tratamento de uma grande variedade de infecções. A atividade contra os estreptococos é limitada à grepafloxacina, à levofloxacina, à gatifloxacina, à clinafloxacina e à moxifloxacina. Os perfis de reacções adversas conhecidos e a melhoria da atividade de largo espetro conduziram à evolução de moléculas mais seguras e clinicamente mais eficazes. Foram concebidos novos compostos que mantêm ou melhoram a atividade, minimizando o risco de efeitos adversos limitadores da utilização. A moxifloxacina foi licenciada na Alemanha em 1999 e está atualmente licenciada e disponível nos EUA. A moxifloxacina está também disponível na Índia com o nome comercial Moxif-IV Bag as infusion. A moxifloxacina, uma 8-metoxiquinolona, é potente e, felizmente, parece estar isenta de quaisquer efeitos adversos clínicos significativos (Ball, 1998; Breen *et al.*, 1999).

2.   1Farmacocinética geral

O termo farmacocinética deriva das palavras gregas Pharmakon (fármaco) e kinesis (movimento ou mudança de velocidade). Assim, o estudo da farmacocinética incide sobre o estudo das alterações temporais da concentração do fármaco no organismo em função do tempo

Tabela:1Classificação   dos Antibióticos Quinolonas

Classificação	Agentes	Espectro antimicrobiano	**Indicações clínicas** gerais*
Primeira geração	Ácido nalidíxico Cinoxacina	Organismos Gram-negativos (mas não espécies de Pseudomonas).	Infecções do trato urinário não complicadas.

Segunda geração	Norfloxacina) Lomefloxacina Enoxacina Ofloxacina Ciprofloxacina	Organismos Gram-negativos (incluindo espécies de Pseudomonas), alguns organismos Gram-positivos (inclui *Staphylococcus aureus* mas não *Streptococcus pneumonia*)	Infecções do trato urinário não complicadas e complicadas e pielonefrite, doenças sexualmente transmissíveis, prostatite, infecções da pele e dos tecidos moles.
Terceira geração	Levofloxacina Sparfloxacina Gatifloxacina Moxifloxacina Trovafloxacina	O mesmo que para os agentes de segunda geração, mais cobertura alargada de gram-positivos e atividade alargada contra agentes patogénicos atípicos.	Exacerbações agudas de bronquite crónica, pneumonia adquirida na comunidade.

para construir modelos adequados para interpretar os dados. Fornece conhecimentos sobre a absorção, a distribuição, o metabolismo e a excreção dos medicamentos. Os estudos farmacocinéticos são realizados para garantir a segurança e encontrar uma forma adequada de otimizar o regime de dosagem eficaz. Assim, para estudar a farmacocinética dos medicamentos, estão a ser utilizadas diferentes abordagens para o cálculo e a interpretação dos dados, que podem incluir abordagens compartimentais e não compartimentais. Na abordagem compartimental, o corpo é considerado como diferentes compartimentos e estes compartimentos são entidades matemáticas e não têm significado fisiológico (Riegelman *et al.*, 1968). Além disso, parte-se do princípio de que a taxa de transferência do fármaco entre compartimentos e a taxa de eliminação do fármaco dos compartimentos seguem uma cinética de primeira ordem ou linear. Uma vez que o fármaco se distribui por todos os fluidos e tecidos corporais a taxas muito variáveis, é designado como sistema aberto. A farmacocinética do fármaco é descrita por um modelo aberto de um compartimento ou de vários compartimentos. No modelo de um compartimento, o organismo é considerado uma unidade única e cineticamente homogénea. O modelo de um compartimento é útil para a farmacocinética de fármacos que se podem distribuir muito rapidamente pelo organismo, pelo que a concentração plasmática estará em equilíbrio com outras partes do organismo. Neste modelo, os fármacos apresentam maioritariamente uma cinética de primeira ordem. Se o perfil temporal da concentração plasmática no modelo aberto de um compartimento for traçado numa escala semilogarítmica, obtém-se uma linha reta e o nível plasmático do fármaco diminui de acordo com a seguinte equação.

$$Cp = Be^{-\beta t}$$

Verificou-se que este modelo descreve adequadamente a cinética de muitos fármacos, incluindo a eritromicina em vitelos (Burrous *et al.*, 1989), a cefepima em vitelos e ovelhas (Ismail, 2005 a, b) e cavalos (Guglick *et al.*, 1998) e cefuroxima em vitelos (Soback *et al.*, 1989), cefalexina em vitelos búfalos (Garg *et al.*, 1990) e cefotaxima em vitelos búfalos (Sharma *et al.*, 2004; Sharma e Srivastava, 1994) e flumequina em vitelos leiteiros (Mevius *et al.*, 1991). No modelo de dois compartimentos, pressupõe-se que a distribuição e a eliminação seguem uma cinética de primeira ordem, sendo os tecidos considerados como compartimento periférico, onde o fármaco só pode entrar ou sair através do compartimento central. O compartimento central é constituído por sangue e tecidos altamente perfundidos, ao passo que o compartimento periférico é constituído por tecidos pouco perfundidos. A concentração plasmática do fármaco no modelo de dois compartimentos é expressa de acordo com a equação biexponencial.

$$Cp = Ae^{-\alpha t} + Be^{-\beta t}$$

Em que Cp é a concentração do fármaco no plasma, A e B são os interceptos de tempo zero das fases inicial e terminal da concentração, α e β são as constantes da taxa de eliminação e distribuição, respetivamente, e e representa a base do logaritmo natural. Vários antibióticos, como a moxifloxacina (Fernandez-Varon *et al.*, 2006) e a cefipima (Joshi e Sharma, 2007; Ismail, 2005; Guglick *et al.*, 1998), seguem o modelo aberto de dois compartimentos.

O modelo de três compartimentos é muito semelhante ao modelo aberto de dois compartimentos, com a exceção de se observar mais uma fase adicional. O gráfico semilogarítmico da concentração plasmática do fármaco em função do tempo mostra uma curva trifásica e é expresso como

$$Cp = A\ e_1^{-\lambda 1t} + A\ e_2^{-\lambda 2t} + A\ e_3^{-\lambda 3t}$$

Alguns medicamentos atingem determinados locais dos tecidos onde são armazenados e libertados lentamente durante horas, dias ou meses. Devido a este facto, obtém-se uma fase adicional, uma fase de eliminação mais lenta. A fase adicional em certos fármacos é obtida não devido a uma eliminação lenta, mas devido à sua distribuição lenta em alguns tecidos. A ceftriaxona em vitelos búfalos (Dardi *et al.*, 2004) e a moxifloxacina em camelos (Abd El-Aty *et al.*, 2007) seguem o modelo de três compartimentos.

No entanto, na maioria dos casos, aquando da administração extravascular, os dados relativos à concentração plasmática do fármaco apresentam um modelo aberto de um compartimento, ou seja, um aumento inicial que representa a absorção e, em seguida, uma diminuição gradual que representa a eliminação do fármaco. A farmacocinética da moxifloxacina na administração extravascular foi considerada como melhor ajustada num modelo aberto de um compartimento em ovelhas e cabras (Fernandez-Varon et al., 2006, 2005).

Para estudar o padrão de disposição de um fármaco e do seu metabolito, um método não compartimental não requer o pressuposto de uma divisão compartimental específica do organismo. Estes métodos foram desenvolvidos como alternativa e complemento aos modelos compartimentais e são aplicados à farmacocinética linear/não linear. Na análise não compartimental, os métodos são estatísticos, envolvendo derivação e integrações. Nesta análise, toda a análise se baseia na teoria estatística dos momentos.

A abordagem mais científica para recomendar a dose adequada de um medicamento baseia-se nos seus parâmetros farmacocinéticos. A farmacocinética pormenorizada das fluoroquinolonas foi investigada em muitas espécies animais. Uma vez que a moxifloxacina é uma quinolona de 3rd geração introduzida na prática clínica, a informação disponível sobre o seu perfil farmacocinético em caprinos saudáveis é muito limitada e não existem relatórios sobre estudos farmacocinéticos em caprinos intoxicados ou doentes.

2.2 Farmacocinética da Moxifloxacina em estado saudável.

2.2.1. Níveis sanguíneos/plasmáticos, farmacocinética da moxifloxacina em animais.

A farmacocinética da moxifloxacina e a sua disposição nos fagócitos após uma dose oral em cavalos foram estudadas por Gardner *et al.* (2004). A moxifloxacina apresentou parâmetros farmacocinéticos favoráveis com uma absorção rápida, uma C_{max} elevada, uma AUC grande, uma semi-vida de eliminação longa e a persistência de concentrações intracelulares elevadas nas células alveolares. O C_{max}, o t_{max} e a semi-vida de eliminação da moxifloxacina em cavalos foram 3,12±0,86 µg.ml^{-1} 2,75±2,86 µg.ml^{-1} e 33,98 h, respetivamente.

Do mesmo modo, Fernandez-Varon *et al.* (2006) estudaram a farmacocinética da moxifloxacina após uma dose IV, IM e oral de 5 mg.kg^{-1} em coelhos brancos saudáveis da Nova Zelândia (n=6). A concentração plasmática de moxifloxacina vs. tempo após a administração IV foi descrita por um modelo aberto de dois compartimentos. No entanto, a disposição da moxifloxacina administrada IM e oralmente foi melhor descrita por um modelo de um compartimento. A depuração plasmática da moxifloxacina e o volume de distribuição no estado estacionário após a via IV foram 0,8±0,02 L. h-1.kg^{-1} e 1,95±0,18 L.kg^{-1} , respetivamente. No entanto, a semi-vida terminal foi de 1,84±0,12, 2,09±0,05 e 2,15±0,07 h após as vias IV, IM e oral, respetivamente. Foram efectuados ensaios de concentração inibitória mínima (CIM) da moxifloxacina contra diferentes estirpes de *Staphylococcus aureus*, a fim de calcular marcadores farmacodinâmicos de substituição a partir dos dados. Concluiu-se que uma dose de 5 mg.kg^{-1} de moxifloxacina seria eficaz por via IM e oral em coelhos contra isolados de bactérias com CIM ≤ 0,06 µg.ml^{-1} e possivelmente para CIM ≤ 0,12 µg.ml^{-1} , sendo necessária uma dose elevada neste último caso.

Goudah (2007) investigou a cinética da disposição plasmática e o padrão de eliminação da moxifloxacina no leite de ovelhas em lactação (n = 6) após um único bólus IV ou injecções IM numa dose de 5 mg.kg^{-1} . Foi efectuado um estudo cruzado em duas fases separadas por 21 dias. Um modelo aberto de dois compartimentos descreveu melhor a diminuição da concentração de moxifloxacina no plasma após a injeção IV e a disposição após a administração IM foi melhor descrita por um modelo de um compartimento. Após a administração IV, a semi-vida de distribuição e a semi-vida de eliminação foram de 0,22±0,02 h e 1,77±0,23 h, respetivamente. O volume de distribuição no estado estacionário, a depuração corporal total e a área sob a curva foram 0,84±0,12 L.kg^{-1} , 0,34±0,04 L.kg h^{-1-1} e 14,74±2,16µ g.ml^{-1} h, respetivamente. Após administração IM, os valores médios de t_{max} , C_{max} , $t_{1/2el}$ e AUC para o plasma foram 1,45±0,02 h, 2,21±0,27 µg.ml^{-1} , 2,68±0,19 h e 14,21±2,35µ g.ml^{-1} .h, respetivamente. Além disso, a biodisponibilidade registada foi de 96,35±17,23 por cento. A concentração inibitória mínima *in vitro* da moxifloxacina para *Mannheimia haemolytica* foi de 0,035 µg.ml^{-1} . Num estudo semelhante realizado sobre a farmacocinética da moxifloxacina por Carceles *et al.* (2007) após a administração intramuscular de 5 mg.kg^{-1} b.wt. a cabras saudáveis em lactação, os dados da concentração plasmática da moxifloxacina versus tempo foram melhor descritos por um modelo de um compartimento. A depuração plasmática, o volume aparente de distribuição (Vd) e a semi-vida terminal foram de 0,49±0,14 L.kg h ,$^{-1-1}$ 0,83+0,20 L.kg^{-1} e 1,31±0,64 h, respetivamente. A penetração do fármaco do sangue para o leite foi rápida, tendo sido observados rácios elevados de AUC$_{milk}$ /AUC$_{plasma}$ e C$_{max-milk}$ /C$_{max}$ -plasma, indicando uma boa penetração da moxifloxacina no tecido mamário.

Abd Et-Aty *et al.* (2007) estudaram as variáveis farmacocinéticas da moxifloxacina em camelos machos saudáveis após administração IV e IM a 5 mg.kg^{-1} de peso corporal. A análise farmacocinética dos dados de disposição foi descrita por modelos abertos de três compartimentos e de dois compartimentos, respetivamente. A depuração sérica da moxifloxacina foi de 0,34±0,02 l.kg h^{-1-1} , o valor médio para o volume de distribuição no estado estacionário foi de 1,78±0,79 L.kg^{-1} , a área sob a curva de concentração sérica-tempo de zero a infinito (AUC 0-∞) foi de 14.72±0,69 µg.ml^{-1} .h e o valor obtido para MRT foi de 5,77±1,83 h. Além disso, observou-se que as concentrações séricas médias após a injeção IM foram mais elevadas do que as concentrações após a administração IV às 6 h após a injeção e posteriormente. Após a injeção IM, a moxifloxacina foi rapidamente absorvida, com um t_{max} de 1,04±0,14 h. O C_{max} e a $AUC_{(0-\infty)}$ foram 2,16±0,13µ g.ml^{-1} e 12,17±0,78 µg.ml^{-1} h, respetivamente. A semi-vida terminal foi de 11,95±4,61 h e observou-se uma biodisponibilidade (F) relativamente elevada de 82,10±5,50 % após administração IM.

Siefert *et al.* (1999) observaram a farmacocinética da moxifloxacina em ratos Wistar, macacos rhesus, cães beagle, miniporcos de Gottingen e voluntários humanos saudáveis após administração IV e oral de cloridrato de moxifloxacina (doses únicas de moxifloxacina 9.2 mg.kg^{-1} peso corporal) em animais e 100 mg de moxifloxacina (1,4 mg.kg^{-1} peso corporal oral e 1,2 mg.kg^{-1} peso corporal IV) em humanos. As investigações farmacocinéticas indicaram uma clara dependência de espécie atribuída à sua rápida absorção numa ordem (ratos > cães > humanos > macacos). A maior parte da dose atingiu a circulação sistémica nas primeiras 2 h. No minipig a absorção foi mais lenta. No entanto, a biodisponibilidade foi elevada a moderada (91-52 %) em todas as espécies. A ligação às proteínas foi baixa (55-71%) em todas as espécies e o volume de distribuição no estado estacionário ($Vd_{(SS)}$) foi médio a grande (2,0-4,9 L.kg^{-1}) em todas as espécies. Registaram-se diferenças consideráveis nas concentrações máximas ($Cmax_{norm}$ 0,430-0,070 kg.L^{-1}) e nos valores da AUC_{norm} (oral, 6,18-0,184 kg.h.L^{-1} , IV, 7,51-0,237 kg.h.L^{-1}). A depuração corporal total (Cl_B) diminuiu com o aumento do peso corporal (4,21-0,132 L.h^{-1} -kg^{-1}), juntamente com o tempo médio de permanência que diminuiu com a diminuição do peso corporal (15-0,88 h), de acordo com o qual a semi-vida também diminuiu com a diminuição do peso corporal (oral, 12-1,3 h, IV, 13-0,93 h). Registou-se uma excreção renal moderada a baixa (IV, 20-6,2 por cento) e a depuração renal (CLR) situou-se entre 0,615-0,0222 L.h^{-1} -kg^{-1} . Os parâmetros de disposição determinados após administração oral em cães foram muito semelhantes aos dos humanos em termos de C_{max} , AUC e $t_{1/2}$. Verificou-se uma boa correlação entre o peso corporal e Cl_B (r = 0,959), Vd_{ss} (r = 0,990) e MRT (r = 0,943). Além disso, noutro estudo, Carceles *et al.* (2009) estudaram a cinética de disposição da moxifloxacina após administração intravenosa, intramuscular e subcutânea em ovinos numa dose única de 5 mg.kg^{-1} . Os dados de concentração-tempo foram analisados por métodos farmacocinéticos compartimentais (após dose IV) e não compartimentais (após administração IV, IM e SC). As concentrações plasmáticas de moxifloxacina foram determinadas por cromatografia líquida de alta eficiência com deteção de fluorescência. O volume de distribuição no estado estacionário e a depuração da moxifloxacina após administração IV foram de 2,03±0,36 L.kg^{-1} e 0,39±0,04 L.h^{-1} kg^{-1} , respetivamente. Após a administração IM e SC, a moxifloxacina atingiu a concentração plasmática máxima de 1,66±0,62 mg.L^{-1} e 0,90±0,19 mg.L^{-1} às 2,25±0,88 h e 3,25±1,17 h, respetivamente. Com base nestes parâmetros cinéticos e na ausência de reacções adversas, observou-se que a moxifloxacina poderia ser um antibiótico potencialmente útil em ovinos.

A farmacocinética da moxifloxacina após administração intravenosa e subcutânea a 5 mg.kg^{-1} em cabras lactantes saudáveis (n= 6) foi estudada por Fernandez-Varon *et al.* (2006). As concentrações do fármaco foram determinadas por ensaio de cromatografia líquida de alta eficiência com deteção de fluorescência. Os dados da concentração plasmática de moxifloxacina versus tempo após a administração IV foram melhor descritos por um modelo aberto de dois compartimentos e a cinética de disposição da moxifloxacina administrada SC foi melhor descrita por um modelo de um compartimento. A depuração plasmática da moxifloxacina para a via IV foi de 0,43±0,02 L.kg^{-1} , enquanto que o volume de distribuição no estado estacionário foi de 0,79±0,08 L.kg^{-1} . A meia-vida terminal foi de 1,94±0,41 e 2,98±0,48 h após a administração IV e SC, respetivamente. A biodisponibilidade absoluta foi de 96,87±10,27% após a administração SC. A penetração da moxifloxacina do sangue para o leite foi rápida em ambas as vias e foram atingidos rácios elevados de AUC_{milk} $_{/AUCplasma}$ e $C_{max-milk}$ $/C_{max}$ -plasma, indicando uma ampla penetração da moxifloxacina no leite. A partir destes dados, parece que uma dose de 5 mg.kg^{-1} SC de moxifloxacina foi eficaz em cabras em lactação contra isolados bacterianos com CIM de 0,20 µg.mL^{-1} no plasma e CIM de 0,40 µg.mL^{-1} no leite.

2.2.2 Níveis sanguíneos/plasmáticos e farmacocinética da moxifloxacina no ser humano.

A farmacocinética, a segurança e a tolerabilidade da moxifloxacina oral em voluntários saudáveis do sexo masculino e feminino a 400 mg foi estudada por Sullivan *et al.* (1999), que observaram que a concentração máxima média do fármaco no soro, a área sob a curva de concentração do tempo e a semi-vida de eliminação eram de 3,4 mg.h.L^{-1} , 30,2 mg.h.L^{-1} e 12 h, respetivamente. Stass *et al.* (1998) registaram a farmacocinética da moxifloxacina utilizando várias doses após administração oral de 50, 100, 200, 400, 600 e 800 mg em seres humanos. Oito voluntários saudáveis do sexo masculino foram incluídos em cada estudo. As concentrações máximas médias de moxifloxacina no plasma variaram entre 0,29 mg.L^{-1} na dose de 50 mg e 4,73 mg.L^{-1} na dose de 800 mg e esta concentração foi atingida entre 0,5 e 4 horas após a administração do medicamento. No entanto, as concentrações plasmáticas de moxifloxacina diminuíram de forma bifásica para 30 a 55% do C_{max} no espaço de 4 a 5 horas e, posteriormente, uma semi-vida terminal de 11 a 14 horas foi responsável pela maior parte da área sob a curva concentração-tempo. Os dados relativos à depuração renal indicaram uma reabsorção tubular parcial do fármaco. Os parâmetros farmacocinéticos derivados da análise compartimental e não compartimental estavam em consonância uns com os outros.

A cinética de disposição e a disponibilidade plasmática da moxifloxacina em frangos de carne após administrações únicas intravenosas, intramusculares e orais a 5 mg.kg^{-1} peso corporal foram estudadas por Goudah *et al.* (2009), tendo sido referido que, após a injeção intravenosa, as curvas de concentração plasmática e de tempo foram melhor descritas por um modelo aberto de dois compartimentos. O declínio da concentração plasmática do fármaco foi bi-exponencial com meias-vidas de ($t_{1/2}$ α) 0,26 h e ($t_{1/2}$ β) 2,27 h para as fases de distribuição e eliminação, respetivamente. Após a administração intramuscular e oral de moxifloxacina na mesma dose, as concentrações plasmáticas máximas (C_{max}) foram de 2,23 e 1,99 µg.ml^{1} e foram obtidas às 1,56 e 1,90 h (t_{max}), respetivamente, e as meias-vidas de eliminação ($t_{1/2}$ β) foram de 2,24 e 1,69 h, com biodisponibilidades sistémicas de 97,11 e 90,01%, respetivamente.

2.3 Ligação de proteínas

Existem muito poucos relatórios sobre a ligação da moxifloxacina às proteínas plasmáticas. Goudah (2007) referiu que a percentagem de ligação proteica *in vitro* da moxifloxacina no plasma de ovinos variava entre 32-37%, com uma média de 34%. O fármaco liga-se principalmente à albumina, e a ligação foi totalmente reversível. Uma ligação proteica baixa permite geralmente uma distribuição rápida e alargada no espaço intra e extracelular. A ligação da moxifloxacina às proteínas plasmáticas não foi dependente da concentração.

Siefert *et al.* (1999) observaram que a ligação da moxifloxacina às proteínas plasmáticas de ratinhos e ratos machos, macacos fêmeas, caes e minipigs é baixa. A determinação foi efectuada para três concentrações entre 0,1 e 10 µg.L^{-1}. A fração livre do fármaco no rato, ratazana, macaco, cão, minipig e humano foi de 69, 63, 62, 71, 63 e 55%, respetivamente, com uma média de 55-71%, não tendo sido observada qualquer dependência da concentração. Resultados semelhantes foram obtidos por Stass *et al.* (1998), que registaram uma correlação entre a concentração não ligada no plasma e o nível na saliva de voluntários saudáveis do sexo masculino, onde o fármaco estava ligado a 40%.

2.   4Níveis sanguíneos/plasmáticos   e farmacocinética em estado de doença.

Observou-se que a farmacocinética de qualquer fármaco é alterada durante as condições de doença. Foram efectuados vários estudos sobre a farmacocinética alterada de diferentes agentes antimicrobianos, tanto em condições de saúde como de doença. Os estudos efectuados por Pawar e Sharma (2008) sobre a farmacocinética da cefepima em vitelos cruzados saudáveis e febris após uma única administração intravenosa (5 $mg.kg^{-1}$) indicaram que a administração intravenosa era melhor descrita por um modelo aberto de dois compartimentos. Ao fim de 1 minuto, a concentração de cefepima em animais saudáveis e febris foi de 55,3±0,54 $\mu g.ml^{-1}$ e 50,0±0,48 $\mu g.ml^{-1}$, respetivamente, e o fármaco foi detectado até 12 horas. A distribuição do fármaco foi alterada pela febre, uma vez que os animais febris apresentaram um volume de distribuição mais elevado (0,27±0,02 $L.kg^{-1}$) do que os animais normais (0,19±0,01 $L.kg^{-1}$). A meia-vida de eliminação do fármaco aumentou de 1,26±0,01 h para 1,62±0,09 h em animais febris e a depuração corporal total em animais saudáveis e febris foi de 104,4±2,70 e 114,2±1,20 $ml.kg^{-1}.h^{-1}$ em animais saudáveis e febris. Para manter a concentração terapêutica mínima de 1 $\mu g.ml^{-1}$, um regime de dosagem satisfatório de cefepima em vitelos cruzados saudáveis e febris foi de 15,5 $mg.kg^{-1}$ e 8,2 $mg.kg^{-1}$, respetivamente, a repetir a intervalos de 8 horas.

Ahmad *et al.* (2008) estudaram a influência da febre induzida por *Escherichia coli* na farmacocinética da ofloxacina, que foi administrada a 20 mg.kg^{-1} de peso corporal por via intravenosa a um grupo de oito coelhos saudáveis e oito coelhos febris. Os parâmetros farmacocinéticos da ofloxacina em coelhos normais e febris foram determinados utilizando o modelo cinético aberto de dois compartimentos. Os valores médios da semi-vida de eliminação e do volume aparente de distribuição foram significativamente inferiores nos coelhos febris em comparação com os coelhos normais. O valor de $t_{1/2}$ β e Vd foi de 1,77±0,06, 1,22±0,05 h e 4,47±0,11, 2,19±0,09 L.kg^{-1} em coelhos saudáveis e febris, respetivamente. Também foi referido que o fármaco permanece no corpo durante um período comparativamente mais longo na condição febril, como foi evidenciado pelos valores mais elevados de AUC, AUMC e MRT em coelhos febris

O padrão de disposição da enrofloxacina em coelhos saudáveis e endotoxaémicos após uma dose intravenosa única de 5 mg.kg^{-1} foi estudado por Elmas *et al.* (2006). Os valores farmacocinéticos plasmáticos foram representados utilizando um modelo aberto de dois compartimentos. O volume de distribuição no estado estacionário (Vd$_{ss¼}$ 3,61 L.kg^{-1}) foi significativamente mais baixo em coelhos endotoxémicos do que em animais saudáveis (Vd$_{ss¼}$ 4,97 L.kg^{-1}) e a depuração plasmática total diminuiu de 2,11 L.kg^{-1} .h^{-1} para 1,50 L.kg^{-1} .h^{-1} em coelhos com choque sético. No entanto, a semi-vida de eliminação da enrofloxacina não foi afetada pela administração de LPS.

A farmacocinética e os níveis plasmáticos de cefepima (10 mg.kg^{-1} b.wt.) em vitelos búfalos foram estudados por Sharma *et al.* (2006). No primeiro minuto, o nível plasmático máximo de cefepima (90,9± 2,85µ g.ml^{-1}) foi significativamente mais elevado do que em animais saudáveis (71,8+ 2,49µ g.ml^{-1}). Durante a febre, os valores de $t_{½β}$, Vd$_{(área)}$ e relação T/P foram 1,85± 0,11 h, 1,70± 0,07 L.kg^{-1} e 15,8± 1,04, respetivamente.

No entanto, em animais saudáveis, estes valores foram 1,19± 0,05 h, 1,17± 0,10 L.kg^{-1} e 8,32± 0,52, respetivamente

Dardi *et al.* (2005) estudaram a influência da febre induzida por endotoxina de *E. coli* na farmacocinética da ceftriaxona após uma dose intravenosa única de 10 mg.kg^{-1} peso corporal em bezerros búfalos. O nível máximo de ceftriaxona foi de 79,4± 2,37µg.ml^{-1} 1 minuto após a administração da ceftriaxona. Em geral, o nível de antibiótico foi mais baixo nos animais febris e detectado durante um período mais curto em comparação com o dos animais saudáveis. Os valores da semi-vida de distribuição, ou seja, $t_{\frac{1}{2}\alpha 1}$, $t_{\frac{1}{2}\alpha 2}$ foram calculados como sendo 0,06± 0,01 e 0,30± 0,20 h, respetivamente. A semi-vida de eliminação foi de 2,04± 0,14 h, enquanto os valores de $Vd_{(área)}$, Cl_B e relação T/P foram de 1,21± 0,15 L.kg^{-1} , 0,41± 0,03 L.kg^{-1} .h^{-1} e 10,2± 1,46, respetivamente. A febre alterou significativamente o regime de dosagem da ceftriaxona em bezerros búfalos. Um regime de dosagem satisfatório de ceftriaxona com base nos dados cinéticos obtidos em vitelos búfalos saudáveis foi 5 mg.kg^{-1} seguido de 4,5 mg.kg^{-1} repetido a intervalos de 12 horas. Enquanto que, em vitelos búfalos febris, foi de 7,6 mg.kg^{-1} seguido de 7,2 mg.kg^{-1} em intervalos de 8 h.

A farmacocinética da levofloxacina em seres humanos gravemente doentes estudada por Jill *et al.* (2002) mostrou que o regime de dosagem de levofloxacina intravenosa @ 500 mg uma vez por dia parece adequado para a maioria dos agentes patogénicos encontrados em doentes gravemente doentes com função renal normal. Além disso, a levofloxacina administrada por via oral parece ser bem absorvida em doentes selecionados de UCI e tem uma farmacocinética semelhante à da levofloxacina administrada por via intravenosa

Chaudhary *et al.* (2001) estudaram o efeito da febre induzida por endotoxina na farmacocinética da cefuroxima em vitelos búfalos após uma dose intravenosa única de 10 mg.kg^{-1} de peso corporal. A concentração máxima de cefuroxima obtida após 1 minuto foi de 87,8± 8,40 e 76,7± 5,65 µg.ml^{-1} , em vitelos de vaca saudáveis e febris, respetivamente. Os níveis plasmáticos diminuíram rapidamente até 30 minutos e, depois disso, a queda dos níveis plasmáticos foi gradual. O fármaco foi detectado até 8 h em vitelos saudáveis e até 9 h em vitelos febris. A semi-vida de eliminação, o volume aparente de distribuição Vd$_{(área)}$ e a depuração corporal total, que é a soma de todos os processos de depuração, foram 1,47± 0,07 h, 0,32± 0,08 L.kg^{-1} e 266,9± 24,0 ml.kg^{-1} .h^{-1} , respetivamente em bezerros saudáveis enquanto que estes valores foram 2,92± 0,29 h, 0,65± 0,09 L.kg^{-1} e 153,0± 14,4 ml.kg^{-1} .h^{-1} em bezerros febris, respetivamente. Também noutra experiência, após administração intravenosa única de ceftizoxima (10 mg.kg^{-1}), em vitelos febris de vaca e de búfalo, o nível máximo de antibiótico diminuiu nos animais febris (Chaudhary, 1996). A meia-vida de distribuição, a meia-vida de eliminação e o volume de distribuição foram de 0,11± 0,017 h, 1,97± 0,14 h e 0,92± 0,07 L.kg^{-1} , respetivamente em bezerros de vaca febris e 0,10± 0,005 h, 2,33± 0,28 h e 1,17± 0,10 L.kg^{-1} , respetivamente em bezerros búfalos febris, o que mostra uma mudança acentuada nesses parâmetros durante a febre. Peloquin *et al.* (1989) estudaram a farmacocinética da levofloxacina, gatifloxacina e moxifloxacina em 29 pacientes adultos com tuberculose pulmonar, no Hospital Universitário de Vitória, Brasil. Neste estudo, os indivíduos receberam doses múltiplas de um medicamento (levofloxacina, 1.000 mg por dia, ou gatifloxacina ou moxifloxacina, 400 mg por dia) como parte de um estudo de 7 dias da atividade bactericida precoce. As amostras de soro foram recolhidas durante 24 horas após a quinta dose e analisadas utilizando cromatografia líquida de alta eficiência validada. Os perfis de dados de concentração-tempo foram analisados utilizando métodos não compartimentais, compartimentais e populacionais. Observou-se que os três medicamentos foram bem tolerados. No entanto, a levofloxacina produziu as concentrações plasmáticas mais elevadas de $15,55\mu$ g.ml^{-1} , seguida da gatifloxacina a $4,75\mu$ g.ml^{-1} e da moxifloxacina a $6,13\mu$ g.ml^{-1} . O maior volume de distribuição foi observado com a levofloxacina a 81 litros, seguida da gatifloxacina a 79 litros e depois da moxifloxacina a 63 litros, enquanto que a semi-vida de eliminação mais longa foi observada na levofloxacina a 7,4 h, seguida da gatifloxacina a 5,0 h e depois da moxifloxacina a 6,5 h. Um modelo de um compartimento, com ou sem peso como covariável, descreveu adequadamente os dados. As três quinolonas apresentaram índices farmacocinéticos favoráveis.

2.5   Sintomas tóxicos/reacções   adversas da moxifloxacina

Gardner *et al.* (2004) administraram comprimidos de moxifloxacina a 5,8 mg.kg^{-1} peso corporal a éguas 3 vezes com um intervalo de 24 horas. Durante o curso do estudo, quatro éguas desenvolveram diarreia intermitente que começou aproximadamente 8 horas após a administração da primeira dose. Além disso, três éguas apresentaram uma diminuição do consumo de alimentos de forma intermitente e outra égua teve um breve episódio ligeiro de cólicas 12 horas após a administração da terceira dose. Noutro estudo em camelos, a moxifloxacina foi administrada numa dose única de 5 mg.kg^{-1} por via IV e IM e não foram observados efeitos adversos em nenhum dos camelos com esta dose única. (Abd Et-Aty *et al.*, 2007).

Keutz e Schluter (1999) avaliaram a toxicidade da moxifloxacina num programa abrangente de estudos toxicológicos que incluiu estudos de toxicidade de dose única e múltipla em ratos, ratinhos, cães e macacos, estudos de toxicidade do sistema reprodutor em ratos e macacos e ensaios de mutagenicidade *in vitro* e *in vivo*. Embora a moxifloxacina não se destine a uma utilização clínica a longo prazo, foi realizado em ratos um bioensaio acelerado em órgãos-alvo para avaliar a carcinogénese. Para além do programa toxicológico de rotina exigido para o desenvolvimento de um medicamento destinado a administração a curto prazo, uma parte importante do programa pré-clínico para a moxifloxacina incluiu estudos concebidos especificamente para abordar as questões de segurança conhecidas como caraterísticas das fluoroquinolonas, ou seja, efeitos adversos nos sistemas nervoso central e cardiovascular, fototoxicidade, artrotoxicidade e oculotoxicidade. Os resultados das investigações toxicológicas confirmaram que o perfil de segurança da moxifloxacina é comparável ao de outras fluoroquinolonas.

CAPÍTULO 3: MATERIAIS E MÉTODOS

3.1 Animal experimental

No presente estudo foram utilizadas oito cabras adultas de ambos os sexos, com 3-4 anos de idade, pesando 20-35 kg, adquiridas no mercado local. Os animais foram mantidos em condições normais de maneio. Os animais foram desparasitados 20 dias antes do início da experiência e aclimatados às condições experimentais durante um período de 2 semanas. Os animais foram alimentados diariamente com *pasto* e água. Todos os animais experimentais foram mantidos sob observação durante todo o período de estudo. No presente estudo, foram utilizados dois grupos de quatro animais cada.

O estudo foi efectuado na Divisão de Farmacologia e Toxicologia, F.VSc &A.H, R.S. Pura, SKUAST-Jammu.

3.2 Conceção experimental

As experiências foram efectuadas de acordo com as seguintes categorias (Quadro 2).

1. Farmacocinética da moxifloxacina em caprinos saudáveis:

   A moxifloxacina (Moxif i.v bag, Torrent Laboratories, India) com o princípio ativo de 4mg/ml foi utilizada no presente estudo, foi administrada por via intravenosa a cabras saudáveis a $5mg.kg^{-1}$ peso corporal. Os níveis plasmáticos e a farmacocinética da moxifloxacina foram determinados após a recolha de amostras de plasma em intervalos repetidos. A ligação da moxifloxacina às proteínas plasmáticas e o regime de dosagem resultante foram também formulados conforme descrito abaixo.

2. Farmacocinética da moxifloxacina em cabras intoxicadas com bifentrina.

   A bifentrina (Telstar 10EC comercializada pela FMC India P. Ltd.) @ $5mg.kg^{-1}$ peso corporal foi administrada oralmente a outro grupo de cabras (n=4). A exposição à bifentrina continuou durante 28 dias, indicando uma exposição subaguda. A administração de bifentrina produziu um stress oxidativo significativo e alterações hemato-bioquímicas nas cabras tratadas (Khan et al., 2013 a,b). Após o fim do período de exposição de 28 dias, a farmacocinética e o regime de dosagem da moxifloxacina foram determinados nestas cabras de forma semelhante à das cabras saudáveis.

3.3. **Recolha, tratamento e conservação das** amostras

Após a administração de moxifloxacina pela veia jugular, foram colhidas amostras de sangue da veia jugular contra-lateral para tubos de vidro heparinizados em intervalos de tempo diferentes de 1, 2,5, 5, 10, 15, 20, 30, 60 min e 2, 4,6,8,10,12, 24, 48 e 72 h. O plasma foi separado por centrifugação a 3000 rpm durante 15 minutos e armazenado a $-20°X$ até análise posterior.

Tabela. 2 Programa experimental e agrupamento dos animais.

GRUPO	DROGA	DOSE	ROTA	ESTUDO EFECTUADO
1	Moxifloxacina (Moxif I.V Bag) 4mg.ml $^{-1}$	5mg.kg^{-1}	Individual i.v.	Níveis plasmáticos e Farmacocinética em cabras normais/saudáveis.
2	a) Bifentrina (Telstar 10EC) b) Moxifloxacina	5mg.kg^{-1} 5mg.kg^{-1}	Oral diariamente durante 4 semanas. Única i.v.	Níveis plasmáticos e Farmacocinética em cabras intoxicadas com bifentrina.

3.4. Procedimentos de ensaio de medicamentos

O método modificado (técnica de bioensaio Punch) da técnica padrão de bioensaio em placa cilíndrica (Arret *et al.*, 1971) foi utilizado para a estimativa do fármaco no plasma. O meio antibiótico n.º 11 foi utilizado durante todo o estudo. Os meios foram adquiridos aos Himedia laboratories Pvt. Ltd. Mumbai. O rastreio dos diferentes organismos revelou que o MTCC 739 era o mais sensível à moxifloxacina. Por conseguinte, este organismo específico foi utilizado para a estimativa da moxifloxacina.

3.5.1 Preparação da suspensão bacteriana

O organismo de teste foi cultivado no meio n.º 11 e posteriormente subcultivado com um intervalo de 15 dias para manter a viabilidade do organismo. Para a estimativa da concentração do fármaco, a suspensão bacteriana foi preparada da seguinte forma

1. O organismo testado (MTCC 739) foi semeado numa lâmina esterilizada de meio no.11 e incubadas em 37□C durante 24 h.

2. Sob fluxo laminar, uma UFC do inóculo foi transferida do slant para um caldo nutritivo estéril e incubada na incubadora de carência biológica de oxigénio (CBO) durante cerca de 1 h.

3. A cultura foi então diluída com NSS até que a absorvância fosse comparável à leitura do Nefelómetro de 0,5 McFarland, o que corresponde a $1,5 \times 10^8$ suspensão bacteriana /ml.

4. A suspensão resultante foi utilizada para a sementeira de meios.

3.5.2 Preparação das placas de ensaio

As placas de ensaio foram preparadas adicionando 1 ml de suspensão bacteriana em 250 ml do meio antibiótico esterilizado n.º 11. Sob o aparelho de fluxo de ar laminar,

15 ml deste meio semeado foram vertidos em placas de Petri. As placas de Petri solidificadas, semeadas com a suspensão bacteriana, foram perfuradas com a ajuda de uma máquina de perfuração com 5 poços de 7 mm de diâmetro cada. Deitou-se 50 µl de solução de ensaio em cada poço para ver o efeito da mesma no organismo de ensaio.

3.5.3. **Preparação da curva-padrão da** moxifloxacina

A curva padrão de Moxifloxacina em água destilada foi preparada adicionando uma concentração conhecida do fármaco a 0,1, 0,25, 0,5, 0,75, 1,0, 2,5, 5, 7,5 e 10 µg.ml[-1]. Estas amostras padrão foram processadas para análise do fármaco da seguinte forma:

1 As placas de ensaio foram preparadas depois de verter a camada de sementes e foram perfurados cinco poços com uma máquina de perfuração.

2 Os poços perfurados nas placas de ensaio foram preenchidos com 50 µl de concentrações conhecidas de moxifloxacina. As placas foram preparadas em triplicado.

3 Estas placas de ensaio foram incubadas a 37° C durante um período de 24 horas.

4 No final do período de incubação, foram registados os diâmetros da zona de inibição para as concentrações padrão do medicamento.

5 O diâmetro de cada zona foi representado em papel semi-log em função da concentração correspondente.

A curva padrão da moxifloxacina é apresentada na **Figura 3**.

3.6. **Estimativa da moxifloxacina no plasma**

O descongelamento das amostras foi efectuado à temperatura ambiente. O processamento das amostras para a estimativa da concentração do fármaco foi efectuado de forma semelhante à descrita para as concentrações padrão, na preparação da curva padrão. Foram preparadas três placas de ensaio para cada amostra. Todos os poços foram preenchidos com 50 µl de

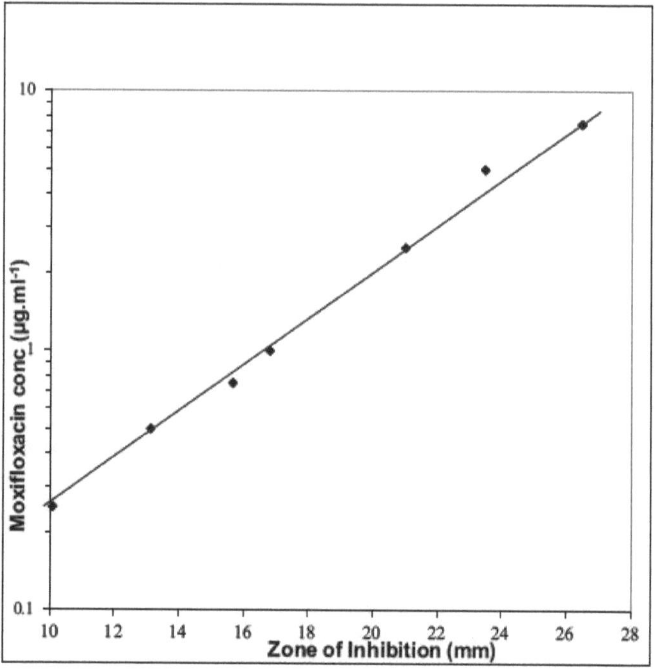

Figura. 3. Uma curva padrão da zona de inibição da moxifloxacina.

amostra de plasma. Após o período de incubação necessário, a zona de inibição das amostras foi medida. A concentração do fármaco no plasma foi calculada extrapolando a zona de inibição conhecida em relação à curva padrão.

3.5   Ligação *in vitro* da moxifloxacina às proteínas plasmáticas

A ligação da moxifloxacina às proteínas plasmáticas foi estimada *in vitro* utilizando plasma isento de antibiótico colhido de cabras e água destilada, de acordo com o método referido por Craig e Suh (1980). Este método baseia-se na difusão do antibiótico livre no meio de ágar. A estimativa da ligação proteica da moxifloxacina foi efectuada dissolvendo a moxifloxacina em água destilada e em plasma caprino isento de antibiótico nas concentrações de 0,5, 0,75, 1, 2, 4 e 8,0 $\mu g.ml^{-1}$ e analisada microbiologicamente conforme descrito para a estimativa do fármaco nas amostras. A extensão da ligação proteica foi calculada pela seguinte equação:

$$\text{Percentagem de ligação às proteínas plasmáticas} = \frac{A - B}{A} \times 100$$

Onde A= Zona de inibição em água destilada.

B= Zona de inibição no plasma de cabra isento de fármaco.

3.7. **Análise farmacocinética dos** dados

Foram determinados vários parâmetros farmacocinéticos a partir da curva do perfil de tempo de concentração plasmática após administração intravenosa única de moxifloxacina @ $5mg.kg^{-1}$ b.wt e os dados foram analisados utilizando o modelo aberto de dois compartimentos (Gibbaldi e Perrier, 1982). A linha de regressão para as fases de absorção, distribuição e eliminação foi desenhada e os seguintes parâmetros foram calculados.

β e **B** A constante global da taxa de eliminação e a sua interceção no tempo zero da concentração plasmática do fármaco, interceção da linha de regressão da fase de eliminação, respetivamente.

$$\beta = 2,303 \times m \text{ (coeficiente de regressão)}$$

$$m \ (\text{coeficiente de regressão}) = \frac{\sum XY - \sum X \sum Y}{\sum X^2 - \frac{(\sum X)^2}{n}}$$

m foi calculado pelo método da "técnica de regressão dos mínimos quadrados"

B = Antilog C

α, A A constante global da taxa de distribuição e a interceção da concentração plasmática do fármaco no tempo zero da linha de regressão da fase de distribuição.

$t_{1/2}$ α A meia-vida de distribuição.

$t_{1/2}$ β A meia-vida de eliminação.

Xπ° Concentração plasmática esperada do fármaco no tempo zero, para a administração intravenosa.

$$X\pi° = A + B$$

AUC Área total sob a curva de tempo de concentração plasmática do fármaco.

$$AUC = \frac{A}{\alpha} + \frac{B}{\beta}$$

AUMC Área total sob o primeiro momento da curva concentração plasmática do fármaco - tempo (AUMC).

$$AUMC = \frac{A}{\alpha^2} + \frac{B}{\beta^2}$$

K_{el} Constante da taxa de eliminação do compartimento central.

$$K_{el} = Cp° / AUC$$

K_{12} e K_{21} A constante da taxa de transferência do fármaco entre o compartimento central e o compartimento periférico I e vice-versa.

$$\text{(a)} \qquad K_{21} = \frac{A\beta + B\alpha}{Cp^\circ}$$

$$\text{(b)} \; K_{12} = \alpha + \beta - K_{el} - K_{21}$$

Vc O volume aparente do compartimento central.

$$V_C = \frac{\text{Dose (iv)}}{Cp^\circ}$$

MRT Tempo médio de residência.

$$MRT = \frac{AUMC_{0-\infty}}{AUC_{0-\infty}}$$

V$_d$ O volume aparente de distribuição:

(a) $V_{d\,(\text{área})}$, com base na área total sob a curva da concentração plasmática do fármaco versus tempo.

$$V_{d\,(\text{área})} = \frac{\text{Dose (mg.kg}^{-1}\text{)}}{\beta.AUC_{0-\infty}}$$

(b) $V_{d(B)}$, com base na interceção da concentração plasmática no tempo zero da linha de regressão de mínimos quadrados da fase de eliminação (método de extrapolação; Nelson 1961).

$$V_{d(B)} = \frac{\text{Dose}}{B}$$

(c) $V_{d(ss)}$, com base no nível plasmático médio em estado estacionário.

$$V_{d(SS)} = Cl_B \times MRT$$

CL$_B$ Distância total do corpo.

$$Cl_B = \beta \times V_{d\,(\text{área})} \times 1000$$

f$_c$ A fração da dose administrada presente no compartimento central.

$$fc = \frac{\beta}{K_{el}}$$

Rácio T/P Rácio tecido/plasma.

$$T/P = \frac{1}{f_c} - 1$$

td Duração do efeito farmacológico (Levy e Nelson, 1965).

$$td = \frac{2.3}{\beta}\,(\log A_0) - \frac{2.3}{\beta}\,(\log A_{min}) = \frac{2.3}{\beta}\,\log\left(\frac{A_0}{A_{min}}\right)$$

Em que, A_0 = dose; A_{min} = concentração mínima eficaz.

D₁ Dose de manutenção.

$$D_1 = Cp(min)^{\alpha} \cdot Vd(e^{\beta\tau} - 1)$$

D Dose de iniciação.

$$D = Cp(min)^{\alpha} \cdot Vd(e)^{\beta\tau}$$

Onde, τ é o intervalo de dosagem.

Análise estatística:

A diferença entre duas médias baseadas em observações individuais (triplicado) foi determinada pelo teste t de Student não pareado, de acordo com Snedecor e Cochran (1967). A significância foi avaliada aos níveis de $P < 0,05$ e $P < 0,01$.

CAPÍTULO 4: RESULTADOS

Os resultados da concentração plasmática de moxifloxacina em cabras saudáveis e intoxicadas com bifentrina após a sua administração i.v. única são apresentados no Quadro 3. Os gráficos semilogarítmicos da concentração plasmática média versus tempo para cabras normais e intoxicadas com bifentrina são apresentados na Figura. 4e Figura. 5, respetivamente. Vários parâmetros farmacocinéticos em cabras saudáveis e intoxicadas com bifentrina são apresentados no Quadro 4 e o regime de dosagem comparativo é apresentado no Quadro 5.

A constante da taxa de distribuição revelou uma distribuição rápida da moxifloxacina tanto em cabras normais como em cabras intoxicadas com bifentrina. Este facto é também evidente no rápido declínio da concentração de moxifloxacina no plasma nos 15 minutos seguintes à administração do medicamento (Quadro 1). Embora a constante da taxa de eliminação da moxifloxacina tanto em cabras normais como intoxicadas fosse elevada, a eliminação foi significativamente mais elevada nas cabras tratadas com bifentrina do que nas cabras normais. No entanto, as constantes de velocidade para a transferência do fármaco do compartimento central para o periférico foram iguais nos dois grupos. Nas cabras intoxicadas com bifentrina, a constante da taxa de eliminação do componente central foi significativamente elevada em comparação com as cabras normais. O regime de dosagem calculado para a moxifloxacina é de 4,99 mg.kg^{-1} seguido de 4,73 mg.kg^{-1} em cabras saudáveis e de 6,6 mg.kg^{-1} seguido de 6,64 mg.kg^{-1} em cabras intoxicadas com bifentrina, a repetir a intervalos de 12 horas.

Quadro 3: Níveis plasmáticos comparativos (μ g.ml^{-1}) de moxifloxacina em caprinos saudáveis e intoxicados após uma injeção intravenosa única (5 mg.kg^{1}

Tempo após a moxifloxacina	Saudável	Intoxicado

1	7.86 ± 0.04	7.76 ± 0.04
2.5	6.26 ± 0.02	6.13 ± 0.03
5	5.14 ± 0.02	5.04 ± 0.02 [*]
10	4.17 ± 0.01	4.08 ± 0.02 [*]
15	3.58 ± 0.07	3.43 ± 0.02 [*]
20	3.31 ± 0.04	3.24 ± 0.02 [*]
30	3.12 ± 0.04	3.03 ± 0.02 [*]
60	2.14 ± 0.01	2.12 ± 0.01 [*]
120	1.10 ± 0.02	0.97 ± 0.01 [**]
240	0.61 ± 0.004	0.54 ± 0.005 [**]
360	0.41 ± 0.004	0.33 ± 0.01 [**]

Os valores apresentados são a média±SE dos resultados obtidos em quatro animais

*Significativamente (P < 0,05) diferente em comparação com os valores correspondentes de pessoas saudáveis

 animais

 **Significativamente (P < 0,01) diferente em comparação com os valores correspondentes de animais saudáveis.

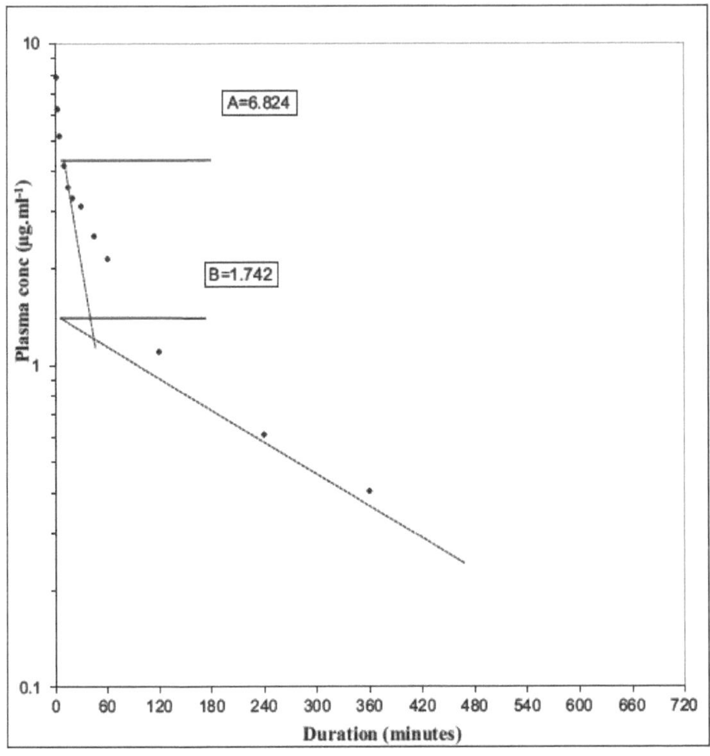

Figura. 4. Gráfico semilogarítmico dos níveis plasmáticos de moxifloxacina versus tempo após a sua administração i.v. única à taxa de 5mg.kg^{-1} peso corporal em cabras saudáveis.

Os valores indicados são a média de 4 animais.

As fases de distribuição e eliminação são representadas por linhas de regressão de mínimos quadrados

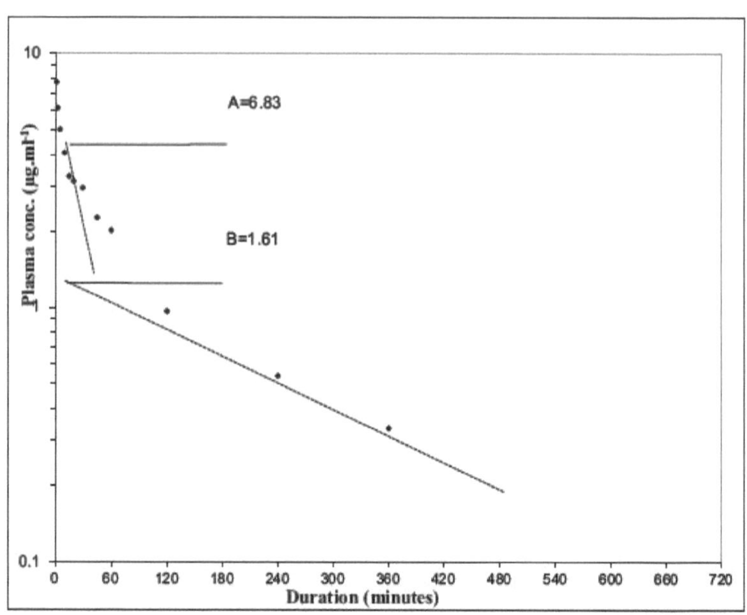

Figura. 5 Gráfico semilogarítmico dos níveis plasmáticos de moxifloxacina após a sua administração i.v. única à taxa de 5 mg.kg^{-1} peso corporal em cabras intoxicadas com bifentrina.

Os valores indicados são a média de 4 animais.

As fases de distribuição e eliminação são representadas por linhas de regressão de mínimos quadrados

Quadro 4: Farmacocinética comparativa da moxifloxacina após uma injeção IV única (5 mg.kg^{-1} peso corporal) em cabras saudáveis e intoxicadas com bifentrina.

Parâmetro	Unidade	Saudável	Intoxicado
Cp^o	µg.ml^{-1}	8.57 ± 0.04	8.44 ± 0.06
A	µg.ml^{-1}	6.82 ± 0.03	6.83 ± 0.07
α	h^{-1}	8.48 ± 0.09	8.50 ± 0.07
$t_{\frac{1}{2}\alpha}$	H	0.08 ± 0.0008	0.08 ± 0.0006
B	µg.ml^{-1}	1.74 ± 0.03	$1.61 \pm 0.01*$
β	h^{-1}	0.25 ± 0.003	$0.26 \pm 0.001**$

$t_{1/2\beta}$	H	2.81 ± 0.04	$2.61 \pm 0.01**$
K_{12}	h^{-1}	6.53 ± 0.06	6.62 ± 0.07
K_{21}	h^{-1}	1.92 ± 0.04	1.84 ± 0.02
K_{el}	h^{-1}	0.27 ± 0.003	$0.30 \pm 0.002**$
T $K_{\frac{1}{2}el}$	H	2.53 ± 0.03	$2.32 \pm 0.02**$
AUC	$\mu g.ml^{-1}.h$	7.86 ± 0.06	$6.90 \pm 0.08**$
AUMC	$\mu g.ml^{-1}.h^2$	28.69 ± 0.42	$23.10 \pm 0.41**$
Vd (área)	$L.kg^{-1}$	2.58 ± 0.04	$2.73 \pm 0.02*$
Vd (B)	$L.kg^{-1}$	2.87 ± 0.05	$3.10 \pm 0.03*$
Vd(SS)	$L.kg^{-1}$	2.32 ± 0.03	2.43 ± 0.01
Cl_B	$ml.kg^{-1}.h^{-1}$	636.06 ± 4.7	$725.4 \pm 7.9**$
T/P	Rácio	0.11 ± 0.001	$0.13 \pm 0.002**$
Fc	Rácio	0.90 ± 0.001	$0.89 \pm 0.002**$
Vc	$L.kg^{-1}$	0.58 ± 0.003	0.59 ± 0.004
MRT	H	3.65 ± 0.05	$3.34 \pm 0.02**$

*Significativamente ($P < 0,05$) diferente em comparação com os valores correspondentes de pessoas saudáveis

animais
**Significativamente ($P < 0,01$) diferente em comparação com os valores correspondentes de pessoas saudáveis

animais.

Quadro 5: Regime de dosagem intravenosa comparativa de moxifloxacina em cabras saudáveis e intoxicadas com bifentrina em vários intervalos de dosagem para microrganismos susceptíveis a $0,1\mu$ g.ml^{-1} concentração.

Intervalo de dosagem (h)	Saudável	Intoxicado
6	1.13 (0.88)	1.34 (1.07)
8	1.86 (1.60)	2.28 (2.01)

| 12 | 4.99 | 6.6 |
| | (4.73) | (6.33) |

Os valores são expressos em mg.kg^{-1} peso corporal

Os valores indicados entre parêntesis são doses de manutenção.

CAPÍTULO 5 DEBATE

Para uma utilização eficaz e judiciosa dos agentes antimicrobianos nos animais, é de importância primordial investigar a farmacocinética pormenorizada destes agentes, tanto em condições de saúde como de doença. A moxifloxacina é uma quinolona de terceira geração que é eficaz contra bactérias Gram-negativas e apresenta uma melhor atividade contra cocos Gram-positivos, bactérias intracelulares aeróbias e anaeróbias, bem como organismos atípicos, como o Mycoplasma e a Chlamydia, quando comparada com as fluoroquinolonas mais antigas (Betriu *et al.*, 2000). O valor mais baixo da CIM e as elevadas concentrações no soro e nos tecidos fazem deste um antibiótico adequado para o tratamento de várias doenças infecciosas, incluindo as do trato respiratório superior e inferior (Blondeau e Hansen, 2001).

É sempre necessário estudar a correlação entre a atividade antibacteriana e a concentração do antimicrobiano de referência obtida *in vivo*. Isto pode ser conseguido através de estudos de disposição do fármaco, que fornecem informações sobre a extensão da absorção do fármaco, a distribuição, a taxa de eliminação do fármaco e os factores que afectam os parâmetros cinéticos. No entanto, a via de administração, o regime de dosagem e o estado de doença dos animais são os factores importantes que determinam a variação da intensidade e da duração dos efeitos farmacológicos. O objetivo do presente estudo foi investigar a farmacocinética e o regime de dosagem da moxifloxacina em cabras saudáveis e intoxicadas com bifentrina por via intravenosa.

5.1 Farmacocinética e ligação às proteínas plasmáticas *in vitro* da moxifloxacina em cabras saudáveis.

5.1. 1 Níveis plasmáticos e farmacocinética

Para investigar a farmacocinética da moxifloxacina em caprinos saudáveis, o fármaco foi administrado numa dose única de 5 mg.kg^{-1} peso corporal por via intravenosa. O nível de dosagem de moxifloxacina utilizado no presente estudo baseou-se em ensaios preliminares e foi comparável à dosagem utilizada noutras espécies (Carceles *et al.*, 2009; Abd El- Aty *et al.*, 2007; Goudah, 2007; Fernandez-Varon *et al.*, 2006; Gardner *et al.*, 2004). O estudo revelou que a concentração plasmática de moxifloxacina versus tempo diminuiu de forma biexponencial após a injeção IV, demonstrando fases definidas de distribuição e eliminação e justificando a utilização do modelo aberto de dois compartimentos. O modelo aberto de dois compartimentos para a moxifloxacina foi previamente descrito em cabras lactantes (Fernandez-Varon *et al.*, 2006), ovelhas (Goudah, 2007) e coelhos (Carceles *et al.*, 2006; Fernandez-Varon *et al*, 2005) e está de acordo com outros estudos de fluoroquinolonas em cabras em lactação (Abd El-Aty e Goudah, 2000) e não lactantes (Atef *et al.*, 2002; Aliabadi e Lees, 2001 ; Waxman *et al.*, 2001). A moxifloxacina seguiu o modelo aberto de três compartimentos em camelos (Abd El-Aty *et al.*, 2007).

A concentração plasmática mais elevada de moxifloxacina (7,87±0,0383µ g.ml^{-1}) foi obtida ao fim de 1 minuto, tendo diminuído para 2,14±0,0116µ g.ml^{-1} ao fim de 1 hora, após o que o fármaco desapareceu gradualmente do plasma, tendo sido detectada uma concentração de 0,245µ g.ml^{-1} ao fim de 8 horas. A concentração inibitória mínima de moxifloxacina (0,25µ g.ml^{-1}) manteve-se entre 1 min e 8 h. Picos semelhantes de moxifloxacina no soro também foram registados em búfalos, com 12,8±0,22µ g.ml^{-1} a 1 min e a concentração do fármaco de 0,12±0,00µ g.ml^{-1} foi detectada até 12 h. (Pathania e Sharma, 2010).

Os parâmetros farmacocinéticos compartimentais médios da moxifloxacina em caprinos após administração intravenosa revelaram que a distribuição do fármaco é rápida (α=8,48±0,0899 h⁻¹). Este valor é superior ao registado em cabras e coelhos em lactação (Fernandez-Varon *et al.*, 2006, 2005) e também superior ao registado em búfalos (Pathania e Sharma, 2010), camelos (Abd El-Aty *et al.*, 2007) e ovelhas (Goudah, 2007). O valor da constante da taxa de distribuição em cabras em lactação, coelhos, camelos, ovelhas e búfalos foi de 6,98±3,19, 5,66±0,46, 6,75 ± 0,30, 2,83±0,29, 3,13±0,25 h⁻¹ , respetivamente.

A meia-vida de eliminação e a constante da taxa de eliminação observadas no presente estudo são 1,74±0,03 h e 0,25±0,003 h⁻¹ , respetivamente. O valor da semi-vida de eliminação dos caprinos é consistente com observações semelhantes registadas em cabras em lactação (Fernandez-Varon *et al.*, 2006), coelhos (Fernandez-Varon *et al.*, 2005) e ovelhas (Goudah, 2007), mas é inferior aos valores registados em vitelos de búfalo (Pathania e Sharma, 2010) e camelos (Abd El-Aty *et al.*, 2007). A semi-vida de eliminação em cabras em lactação, coelhos, ovelhas, vitelos búfalos e camelos foi registada como 1,94±0,41, 1,84±0,12, 1,77±0,23, 2,74±0,11 e 12,26±5,83 h, respetivamente. Siefert *et al* (1999) registaram uma meia-vida para a moxifloxacina em várias espécies que varia entre 1,2 h em ratos e 8,6 h em cães após administração IV. Com base na semi-vida obtida neste estudo, a moxifloxacina não parece oferecer vantagens em relação a outras fluoroquinolonas.

O volume de distribuição no estado estacionário é uma constante que expressa a quantidade de fármaco no corpo no estado estacionário como uma proporção da concentração plasmática esperada correspondente. (Toutain e Melou, 2004). A moxifloxacina apresentou um volume de distribuição relativamente elevado no estado estacionário (2,32±0,03 L.kg^{-1}) em caprinos, que excedeu o volume do compartimento central (0,58±0,003 L.kg^{-1}), mostrando uma distribuição relativamente mais rápida e ampla após a administração IV em caprinos. Este valor é superior ao registado por Abd El-Aty *et al.* (2007) em camelos (1,78 L.kg^{-1}) e por Fernandez-Varon *et al.* (2005) em coelhos (1,95 L.kg^{-1}). O valor estimado é também superior aos registados em cabras em lactação, 0,79±0,08 L.kg^{-1} (Fernandez-Varon *et al.*, 2005), e é consistente com o registado em cães, 2,71±1,28 L.kg^{-1} (Siefert *et al.*, 1999). O volume de distribuição no estado estacionário no presente estudo sugere uma ampla penetração através da membrana biológica e uma boa distribuição nos tecidos, o rácio K /K$_{1221}$ (3,40±0,05) corrobora a afirmação anterior. A boa difusão nos tecidos pode estar relacionada com o baixo peso molecular e a elevada afinidade do fármaco para os tecidos lipídicos, uma vez que estes agentes são altamente lipofílicos. As diferenças entre espécies são relativamente comuns e estão frequentemente relacionadas com a variação inter-espécies, os métodos de ensaio utilizados, o intervalo de tempo entre as colheitas de sangue, o estado de saúde e a idade do animal.

No presente estudo, a depuração corporal total é de 636,06±4,7 ml.kg^{-1} .h^{-1} , que é mais elevada do que a comunicada por Pathania e Sharma (2010) em vitelos búfalos, que foi de 371,2±11,2 ml.kg^{-1} .h^{-1} , por Abd El-Aty *et al.* (2007) em camelos, que foi de 0,34±0,02 L.kg h^{-1-1} , por Goudah (2007) em ovelhas, que foi de 0,34±0,04 L.kg^{-1} .h^{-1} e Fernandez-Varon *et al.* (2006) em cabras em lactação como 0,43 L.kg^{-1} .h^{-1} . No entanto, estes resultados sobre a depuração corporal total diferem dos relatados por Carceles *et al.* (2006) e Fernandez-Varon *et al.* (2005) em coelhos, que observaram a depuração corporal total como 0,78 e 0,80 L.kg^{-1} .h^{-1} , respetivamente.

O valor da TRM da moxifloxacina (3,65±0,0469 h) calculado a partir dos parâmetros farmacocinéticos em cabras saudáveis é superior aos valores registados em cabras em lactação, vitelos búfalos, ovelhas e coelhos, mas inferior ao valor registado em camelos. O valor de MRT registado em cabras em lactação (Fernandez-Varon *et al.*, 2006), vitelos búfalos (Pathania e Sharma, 2010), ovelhas (Goudah, 2007), coelhos (Fernandez-Varon *et al.*, 2005) e camelos (Abd El-Aly *et al.*, 2007) foi de 1,81±0,15, 2,79±0,19, 2,36±0,25, 2,44±0,20 e 5,77±1,83 h, respetivamente.

5.1.2 Ligação às proteínas plasmáticas *in vitro*

Bergogne-Berezin (2002) afirmou que a ligação às proteínas é uma função do número de sítios de ligação na proteína (n), da concentração da proteína (P) e da constante de afinidade que define a força de ligação (KA). A atividade *in vivo* de um agente antimicrobiano, bem como a capacidade do fármaco para se transferir do sangue para os tecidos, depende da concentração livre do fármaco. Por conseguinte, ao utilizar princípios farmacocinéticos e farmacodinâmicos para avaliar uma dose terapêutica aproximada, a avaliação crítica deve ser efectuada com base nas concentrações livres e não totais do fármaco (Bergogne-Berezin, 2002; Craig e Ebert, 1989; Drusano, 2002). A este respeito, é também importante notar que os valores da CIM *in vitro* são determinados com base na concentração livre do fármaco.

Existe um equilíbrio entre a concentração do fármaco livre no sangue e a concentração do fármaco livre nos tecidos. Por conseguinte, as concentrações de fluoroquinolonas livres no soro reflectem geralmente as concentrações nos fluidos extracelulares, onde ocorre a maioria das infecções. No entanto, potenciais barreiras podem influenciar a difusão do fármaco para o local da infeção, levando a discrepâncias entre as concentrações séricas livres e a exposição bacteriana ao fármaco. Exemplos de tais barreiras incluem abcessos formados, a barreira hemato-encefálica, biofilme bacteriano e resíduos de inflamação (Costerton *et al.*, 1999; Toutain, 2002). Por esta razão, a compreensão da resposta do hospedeiro a um determinado tipo de agente infecioso facilitará grandemente os esforços para desenvolver e utilizar relações farmacocinéticas/farmacodinâmicas para a otimização da dose. Do mesmo modo, a compreensão das caraterísticas de ligação do fármaco e da sua capacidade de se difundir através das barreiras biológicas ajudará os clínicos a definir uma substância terapêutica adequada (Martinez *et al.*, 2006).

Em caprinos saudáveis, a moxifloxacina em diferentes concentrações plasmáticas, nomeadamente 0,5, 0,75, 1,0, 2,0, 4,0 e 8,0µ g.ml^{-1} ligou-se às proteínas plasmáticas entre 7,4 e 18,33%, com uma média global± SE de 13,26± 1,5%. A ligação proteica da moxifloxacina em caprinos foi dependente da concentração. Os dados sobre a ligação proteica da moxifloxacina no presente estudo indicam que a ligação da moxifloxacina às proteínas plasmáticas dos caprinos é moderada. Abd EL-Aty *et al.* (2007) e Goudah (2007) observaram que a ligação *in vitro* da moxifloxacina às proteínas plasmáticas em camelos e ovelhas variava entre 33-38 e 32-37 por cento, respetivamente.

5.2 Farmacocinética e níveis plasmáticos de moxifloxacina em cabras intoxicadas.

O principal objetivo da administração de medicamentos em medicina veterinária é o tratamento de animais doentes. No entanto, os estudos farmacocinéticos são geralmente efectuados em animais saudáveis e os regimes de dosagem são aplicados partindo do princípio de que não há alteração da relação dose-efeito nos doentes. A toxicidade ou o estado de doença podem afetar a absorção, a distribuição e a eliminação dos medicamentos. As alterações dos parâmetros farmacocinéticos variam consoante a espécie animal e a substância utilizada para induzir um estado de intoxicação.

A utilização rotineira do regime de dosagem convencional de antibióticos, calculado com base nos dados cinéticos obtidos em indivíduos saudáveis, pode resultar numa acumulação subterapêutica e/ou desnecessária do fármaco no organismo e expor os doentes à resistência ao fármaco e a efeitos secundários graves. Em casos clínicos, a eficácia de um antimicrobiano, como se especula, pode mudar drasticamente, uma vez que, em condições de doença, o comportamento de disposição de um medicamento é alterado. Torna-se imperativo que o esquema de dosagem de um agente antimicrobiano seja modificado em função do estado de doença do organismo (Held e Fried, 1977; Kumar e Malik, 2001). Assim, foi necessário investigar a influência da intoxicação nos níveis de concentração plasmática, na disposição do fármaco e no regime de dosagem da moxifloxacina em cabras.

Após a administração intravenosa de moxifloxacina @ 5mg.kg^{-1} .b.wt em cabras intoxicadas com bifentrina, o padrão de desaparecimento do fármaco do plasma de cabras intoxicadas também seguiu o modelo aberto de dois compartimentos. Os níveis plasmáticos comparativos da moxifloxacina revelam que as concentrações plasmáticas nas cabras intoxicadas foram inferiores às dos animais saudáveis de 1 minuto a 6 horas. Do mesmo modo, foram registadas concentrações mais baixas de ceftriaxona (Dardi *et al.*, 2005), cefuroxima (Chaudhary *et al.*, 2001), cefazolina em cabras febris (Roy *et al.*, 1992), gentamicina em cabras febris (Ahmad *et al.*, 1994) e em seres humanos (Penington *et al.*, 1975). Contrariamente a isto, foram também comunicados níveis sanguíneos mais elevados de marbofloxacina em caprinos (Waxman *et al.*, 2003), cefotaxima (Sharma,

2000) em vitelos búfalos, cefaloridina e oxitetraciclina (Singh, *et al.*, 1997b, 1998) em vitelos cruzados febris.

Relativamente à cinética de distribuição e eliminação da moxifloxacina em cabras intoxicadas com bifentrina, os valores da semi-vida de distribuição, semi-vida de eliminação, $Vd_{(ss)}$, Cl_B e MRT foram 0,08±0,0006 h, 0,26±0,0001h, 2,43±0,014 L.kg^{-1} , 725,43±7,92ml.kg^{-1} .h^{-1} e 3,345±0,024 h, respetivamente. A semi-vida de distribuição da moxifloxacina foi de 0,08±0,0008 h e 0,081±0,0006 h em animais saudáveis e intoxicados. A distribuição do fármaco foi alterada pela ação enzimática, uma vez que os animais intoxicados apresentaram um volume de distribuição elevado no estado estacionário (2,43±0,01 L.kg^{-1}) do que os animais normais (2,32±0,03L.kg^{-1}). O valor de $Vd_{(área)}$ revelou que o fármaco é mais extensivamente distribuído para vários fluidos e tecidos corporais de animais intoxicados do que de animais saudáveis. De acordo com os presentes resultados, Singh *et al.* (1998) registaram um aumento significativo do $Vd_{(area)}$ da oxitetraciclina em vitelos febris cruzados. Valores aumentados de $Vd_{(área)}$ para cefotaxima e cefuroxima também foram observados em bezerros búfalos durante a febre (Sharma, 2000; Chaudhary *et al.*, 2001). No entanto, também foi registada uma diminuição significativa do $Vd_{(ss)}$ da marbofloxacina em cabras febris (Waxman *et al.*, 2003) e da enrofloxacina em coelhos endotoxémicos (Elmas et al., 2006b). É pertinente mencionar aqui que o volume de distribuição é uma medida teórica e a possibilidade de que possa exceder o volume de água corporal total fundamenta esta constatação. Um fármaco tem diferentes afinidades para diferentes tecidos do corpo e a observação de um grande volume de distribuição não indica a localização exacta do fármaco em questão no corpo. Mas valores mais elevados do rácio K /K_{1221} em animais intoxicados também indicam uma maior distribuição tecidular da moxifloxacina em animais intoxicados em comparação com animais saudáveis. As alterações da permeabilidade da barreira biológica ou do pH dos tecidos e do plasma durante a toxicidade podem alterar o padrão de distribuição dos fármacos.

No presente estudo, verificou-se uma diminuição significativa do valor do TMR nos caprinos intoxicados, em comparação com os animais saudáveis. O MRT diminuiu de $3,649\pm0,04$ h nos animais saudáveis para $3,345\pm0,02$ h nos animais intoxicados. O presente estudo também revelou que a depuração corporal total de $725,4\pm7,9$ ml.kg^{-1} .h^{-1} está significativamente aumentada em cabras intoxicadas do que em cabras saudáveis $636,06\pm4,7$ ml.kg^{-1} .h^{-1} . Observou-se um aumento significativo dos valores do rácio T/P, da constante da taxa de eliminação e do Vc nos animais intoxicados. No entanto, também se observou uma diminuição significativa dos valores de AUC, AUMC, fc, B, $t_{\frac{1}{2}}\beta$, t K$_{\frac{1}{2}el}$, td, AUC/MIC. A análise de outros determinantes cinéticos da moxifloxacina após administração intravenosa em cabras saudáveis e intoxicadas revelou uma diferença significativa entre os parâmetros cinéticos. Do mesmo modo, os parâmetros farmacocinéticos de várias cefalosporinas também foram registados como estando significativamente alterados em condições de doença.

Contrariamente aos resultados actuais, os parâmetros farmacocinéticos da cefepima em vitelos búfalos permaneceram inalterados no estado de doença (febril) (Joshi, 2005). Vários factores podem afetar os níveis plasmáticos dos fármacos no estado de doença, sobretudo os tóxicos que causam disfunção hepática e renal (Wilkinson et al., 1974; Wilkinson, 1977), bem como depressão hemodinâmica (Vanmiert, 1973). Devido a alterações significativas na função hepática, os níveis de várias enzimas, responsáveis pelo metabolismo destes antimicrobianos, são alterados, mudando assim o padrão de eliminação e biotransformação do fármaco durante a doença (Singh et al., 1997a).

5.3 Regime **de dosagem**

O regime de dosagem intravenosa de moxifloxacina, com base nos dados obtidos em cabras intoxicadas com bifentrina, foi calculado em vários intervalos de dosagem para microrganismos de suscetibilidade diferente. Para avaliar a influência da toxicidade induzida experimentalmente no regime de dosagem da moxifloxacina, o regime de dosagem calculado com base nos dados cinéticos obtidos em animais saudáveis e intoxicados é comparado com a concentração plasmática terapêutica mínima da moxifloxacina ($0,1$ $\mu g.ml^{-1}$), que demonstrou ser mais eficaz contra a maioria dos agentes patogénicos Gram positivos e Gram negativos sensíveis. O regime de dosagem conveniente e adequado da moxifloxacina em animais saudáveis e intoxicados é de $4,99$ $mg.kg^{-1}$ seguido de $4,73$ $mg.kg^{-1}$ em animais saudáveis e $6,6$ $mg.kg^{-1}$ seguido de $6,64$ $mg.kg^{-1}$ em cabras intoxicadas com bifentrina, a repetir com intervalos de 12 horas. É possível que, devido à alteração significativa da função hepática induzida pela intoxicação por bifentrina, os níveis das enzimas metabolizadoras de medicamentos sejam alterados, o que tem influência na biotransformação e na eliminação de um medicamento. No entanto, para elucidar a razão exacta, são necessárias mais investigações.

Com base nos resultados actuais, conclui-se que a toxicidade induzida pela bifentrina altera acentuadamente o regime de dosagem da moxifloxacina em caprinos, pelo que a dosagem obtida em animais saudáveis tem de ser modificada. Ao fazê-lo, a eficácia terapêutica da moxifloxacina pode aumentar, eliminando assim a possibilidade de uma terapia subóptima, de sobredosagem e de prevenção da resistência.

CAPÍTULO 6: RESUMO E CONCLUSÃO

No presente estudo, a farmacocinética da moxifloxacina foi investigada em cabras saudáveis e intoxicadas com bifentrina após a sua administração i.v. única. Além disso, foi calculada a ligação às proteínas plasmáticas em cabras saudáveis e intoxicadas com bifentrina. Com base nos resultados obtidos, foi calculado um regime de dosagem adequado de moxifloxacina tanto para cabras saudáveis como para cabras intoxicadas.

Após a administração intravenosa única de moxifloxacina @ 5 mg.kg^{-1} .b.wt, o comportamento farmacocinético da moxifloxacina em animais saudáveis e intoxicados foi determinado por um modelo aberto de dois compartimentos. Após a administração intravenosa de moxifloxacina em cabras saudáveis, o pico do nível plasmático do fármaco foi de 7,87±0,03µ g.ml^{-1} ao fim de 1 minuto, tendo diminuído gradualmente para 3,58±0,07µ g.ml^{-1} ao fim de 15 minutos. Às 8 horas de administração, a concentração do fármaco era de 0,24±0,003µ g.ml^{-1} . A semivida de distribuição e as semividas de eliminação foram de 0,08±0,0008 h e 2,81±0,04 h, respetivamente, e os valores de V_d (área), Cl_B e relação T/P foram calculados em 2,58±0,05 L.kg^{-1} , 636,06±4,7 ml.kg^{-1} .h^{-1} e 0,11±0,001, respetivamente. Além disso, a moxifloxacina em diferentes concentrações de 0,5, 0,75, 1,0, 2,0, 4,0 e 8,0µ g.ml^{-1} ligou-se às proteínas plasmáticas de cabras saudáveis numa extensão de 7,4 a 18,33 por cento com uma média global± SE de 13,26± 1,5 por cento.

Após a administração intravenosa única de moxifloxacina @ 5mg.kg^{-1} b.wt em cabras intoxicadas com bifentrina, o nível plasmático máximo de moxifloxacina foi de 7,76±0,04µ g.ml^{-1} em 1 min e o fármaco foi detectado até 6 h. Na maior parte do tempo, a concentração plasmática em cabras intoxicadas com bifentrina foi inferior à dos animais saudáveis. O valor da semi-vida de distribuição e da semi-vida de eliminação calculado foi de 0,08±0,006h e 2,61±0,01h, respetivamente, enquanto os valores de $V_{d\,(\text{área})}$, Cl_B e relação T/P foram de 2,73±0,02 L.kg^{-1} , 725,43±7,9 ml.kg^{-1} $.\text{h}^{-1}$ e 0,13±0,002, respetivamente. Os resultados revelaram que o fármaco se distribui mais amplamente por vários fluidos e tecidos corporais de animais intoxicados do que de animais saudáveis. Além disso, a eliminação da moxifloxacina é aumentada após a intoxicação por bifentrina.

Com base nos parâmetros farmacocinéticos, foi calculado o regime de dosagem da moxifloxacina, tendo sido determinado que a moxifloxacina na dose de 4,99 mg.kg^{-1} seguida de 4,73 mg.kg^{-1} a intervalos de 12 h é provavelmente eficaz contra o isolado bacteriano com CIM $\leq 0,1\mu\text{g.ml}^{-1}$ em animais saudáveis após administração intravenosa. No entanto, uma dose mais elevada de moxifloxacina 6,66 mg.kg^{-1} seguida de 6,33 mg.kg^{-1} com um intervalo de 12 h produz o efeito terapêutico desejado em cabras intoxicadas com bifentrina.

CONCLUSÃO

Com base nos dados recolhidos no presente estudo, concluiu-se que a toxicidade da bifentrina induzida experimentalmente causou uma alteração acentuada na farmacocinética e no regime de dosagem da moxifloxacina em cabras. Além disso, a ligação da moxifloxacina às proteínas plasmáticas também foi reduzida. Por conseguinte, o regime de dosagem da moxifloxacina deve ser modificado aquando da utilização do medicamento em condições de intoxicação em caprinos.

REFERÊNCIAS

Abd El-Aty, A. M e Goudah, A. 2002. Alguns parâmetros farmacocinéticos da pefloxacina em cabras lactantes. *Veterinary Research Communication*, 26 : 553-561.

Abd El-Aty, A. M., Goudah, A., Shah, S. S., Shin, H. C., Shimoda, M e Shim, J. H. 2007. Pharmacokinetic variables of moxifloxacin in healthy male camels following intravenous and intramuscular administration. *Jornal de Farmacologia e Terapêutica Veterinária*, 30: 586-591

Adamis, Z., Antal, A. e Fuzesi, I. 1985. Exposição profissional a insecticidas organofosforados e piretróides sintéticos. *Arquivos Internacionais de Saúde Ocupacional e Ambiental*, 56: 299-305.

Ahmad, A. H., Bahga, H. S. e Sharma, L. D. 1994. Pharmacokinetics of gentamicin following single dose intravenous administration in normal and febrile goats. *Journal of Veterinary Pharmacology and Therapeutics*, 17 : 369-373.

Ahmad, M., Raza, H., Murtaza, G. e Akhtar, N. 2008 Variação farmacocinética da pfloxacina em coelhos normais e febris. *Pakistan Veterinary Journal*, 28(4): 181-185.

Aliabadi, F. S. e Lees, P. 2001. Pharmacokinetics and pharmacodynamics of danofloxacin in serum and tissue fluids of goats following intravenous and intramuscular administration. *American Journal of Veterinary Research*, 62: 1979-1989.

Andriole, V. T. 1993 O futuro das quinolonas. *Drogas*, 45 (3) : 1-7

Arret, B., Johnson, D. P. e Krishbaum, A. 1971. Esboço de pormenores para o ensaio microbiológico de antibióticos. *Journal of Pharmaceutical Sciences*, 60: 1689-1694.

Ball, P. 1999. New fluoroquinolones: real and potential roles. *Current Infectious Disease Reports,* 1: 470-479.

Ball, P., Fernald, A. e Tillotson, G. 1998. Avanços terapêuticos das novas fluoroquinolonas. *Expert Opinion in Investigational Drugs,* 7: 761-783.

Bashan, N., Kovsan, J., Kachko, I., Ovadia, H.e Rudich, A. 2009. Regulação positiva e negativa da sinalização da insulina por espécies reactivas de oxigénio e azoto. *Physiological Reviews,* 89:27-71.

Bergogne-Berezin, E. 2002. Papel clínico da ligação proteica das quinolonas. *Clinical Pharmacokinetics* 41 : 741-750.

Betriu, C., Redondo ,M., Palau, M. L., Sanchez ,A., Gomez, M., Culebras, E., Boloix, A. e Picazo, J. J. 2000. Comparative in vitro activities of linezolid, quinupristin-dalfopristin, moxifloxacin and trovafloxacin against erythromycin-susceptible and resistant streptococci. *Antimicrobial Agents and Chemotherapy,* 44 : 1838-1841.

Blondeau, J. M. e Hansen, G. T. 2001 Moxifloxacin : Uma revisão das caraterísticas microbiológicas, farmacológicas, clínicas e de segurança. *Parecer de peritos em farmacoterapia,* 2 : 317-335.

Breen, J., Skuba, K. e Grasela, D. 1999. Safety and tolerability of gatifloxacin, an advanced third-generation 8-methoxy fluoroquinolone. *Journal of Respiratory Diseases,* 20:70-76.

Briggs e Shirley. (ed.). 1992. *Basic Guide to Pesticiedes* Hemisphere publishing. pp 85-89. Washington, DC.

Brown, S. A. 1996. Fluorquinolones in animal health. *Journal of Veterinary Pharmacology and Therapeutics,* 19: 1-14.

Burrous, G. E., Gentry, M. e Ewing, P. 1989. Concentrações séricas e teciduais de eritromicina em bezerros com pasteurelose pneumónica induzida. *American Journal of Veterinary Research,* 50 : 1166-1169.

Campoli-Richards, D. M., Monk, J. P., Price, A., Benfield, P., Todd, P. A. e Ward, A. 1988. Ciprofloxacin. A review of its antibacterial activity, pharmacokinetic properties and therapeutic use. *Drugs,* 35: 373-447.

Carceles, C. M., Escudero, E., Fernandez-Varon, E. e Marin, P. 2009. Farmacocinética após administração intravenosa, intramuscular e subcutânea de moxifloxacina em ovinos. *The Veterinary Journal,* (3):343-347.

Carceles, C. M., Serrano, J. M., Marin, P., Escudero, E. e Fernandez-Varon, E. 2006 Farmacocinética da moxifloxacina em coelhos após administração intravenosa, subcutânea e de uma formulação em gel de poloxâmero 407 de ação prolongada. *Journal Of Veterinary Medicine,* 53 : 300-304.

Carceles, C. M., Villamayor, L., Escudero, E., Marin, P. e Fernandez-Varon, E. 2007. Pharmacokinetics and milk penetration of moxifloxacin after intramuscular administration to lactating goats. *The Veterinary Journal,* 173: 452-455.

Cester, C., Schneider, M. e Toutain, P. L. 1996 Comparative kinetics of two orally administered fluoroquinolones in dog: enrofloxacin versus marbofloxacin. *Revue de Medecine Veterinaire,* 147: 703-716.

Chaudhary, R. K., Srivastava, A. K. e Rampal, S. 2001. Effect of E.coli endotoxin induced fever on the pharmacokinetics and dosage regimen of cefuroxime in calves. *Indian Journal of Pharmacology,* 33: 425-430.

Chen, S., Zhang, Z. e He, F. 1991. Um estudo epidemiológico sobre o envenenamento profissional agudo por piretróides em produtores de algodão. *British Journal of Industrial Medicine,* 48: 77-81.

Cornelia, B., Martina, K., Friedrich, F., Jurgen, B., Ulrike, H., George, L., Fritz, S. e Johannes, G. 2009. Penetração da moxifloxacina no osso avaliada por simulação de Monte Carlo. *Antimicrobial Agents and Chemotherapy,* 53: 2074-2081

Costerton, J. W., Stewart, P. S. e Greenberg, E. P. 1999. Bacterial biofilms: a common cause of persistent infections (Biofilmes bacterianos: uma causa comum de infecções persistentes). *Science* 284: 1318-1322.

Craig, W. A. e B. Suh. (ed.). 1980. Protein binding and the antimicrobial effects; methods for determining protein bindin. *Antibiotics in laboratory medicine.* pp 265-297 The Williams & Wilkins Co, Baltimore.

Craig, W. A. e Ebert, S. C. 1989. Ligação a proteínas e seu significado na terapia antibacteriana. *Clínicas de doenças infecciosas da América do Norte,* 3: 407-414.

Dalhoff, A., Peterson, U. e Endermann, R. 1996 Atividade antibacteriana *in vitro* de BAY 12-8039, uma nova 8-metoxiquinolona. *Chemotherapy,* 42: 410-415

Dar, M. A., Khan, A. M., Raina, R., Verma P. K. e Sultana. M. 2013. Efeito da administração oral repetida de bifentrina na peroxidação lipídica e nos parâmetros anti-oxidantes em ratos Wistar. *Boletim de Contaminação Ambiental e Toxicologia,* 91: 125-126.

Dar, M. A., Khan, A. M., Raina, R., Verma P. K. e Wani, N. M. 2019. Efeito da bifentrina nos parâmetros de estresse oxidativo no fígado, rins e pulmões de ratos. Pesquisa em Ciência Ambiental e Poluição. doi: 10.1007/s11356-019-04362-4.

Dardi, M. S., Sharma, S. K. e Srivastava, A. K. 2004. Pharmacokinetics and dosage regimen of ceftriaxone in buffalo calves. *Veterinary Research Communications*, 28: 331-338.

Dardi, M. S., Sharma, S. K. e Srivastava, A. K. 2005. Pharmacokinetics and dosage regimen of ceftriaxone in *E.coli* lipopolysaccharide induced fever in buffalo calves. *Journal of Veterinary Science*, 6: 147-150.

Drilica, K. e Zhao, X. 1997. DNA girase, topoisomerase IV e as 4-quinolonas. *Microbiology and Molecular Biology Reviews*, 61: 377-392.

Drusano, G. L. 2002. Farmacodinâmica das fluoroquinolonas. In: Actas do 10th Simpósio ISAP: Farmacocinética e farmacodinâmica: *Toward Definitive Criteria*, pp 27-28. abril Milão, Itália.

Dubey, N., Khan, A. M. e Raina, R. 2013. A toxicidade subaguda da deltametrina e do flúor induziu stress oxidativo hepático e alterações bioquímicas em ratos. *Boletim de Contaminação Ambiental e Toxicologia*, 91: 334-338.

El-Banna, H. A. e Abo El-Sooud, K. 1998. Cinética de disposição da ciprofloxacina em cabras lactantes. *Deutsche Tierarztliche Wochenschrift*, 105: 35-38.

Eliopoulos, G. M. 1995. Atividade in vitro das fluoroquinolonas contra bactérias gram-positivas. *Drugs*, 49: 48-57.

Elmas, M., Yazar, E., Uney, K. e Karabacak, A. 2006. Influência da endotoxemia induzida por Escherichia coli na farmacocinética da enrofloxacina após administração intravenosa em coelhos. *Journal of Veterinary Medicine*, 53: 410-414.

Expressed in Rat Cerebral Cortical Neurons". Toxicology Mechanisms and Methods. 25: 63-69.

Fernandez-Varon, E., Bovaira, M. J., Espuny, A., Escudero, E., Vancraeynest, D. e Carceles, C.M. 2005. Integração farmacocinética-farmacodinâmica da moxifloxacina em coelhos após administração intravenosa, intramuscular e oral. *Journal of Veterinary Pharmacology and Therapeutics,* 27: 57-60.

Fernandez-Varon, E., Villamayor, L., Escudero, E., Espuny, A. e Carceles, C. M. 2006. Pharmacokinetics and milk penetration of moxifloxacin after intravenous and subcutaneous administration to lactating goats. *The Veterinary Journal,* 172: 302-307.

Gardner, S. Y., Davis, J. L., Jones, S. L., Lafevers, D. H., Hoskins, M. S., Mcarver, E. M. e Papich, M. G. 2004. Moxifloxacin pharmacokinetics in horses and disposition into phagocytes after oral dosing. *Journal of Veterinary Pharmacology and Therapeutics,* 27: 57-60.

Garg, S. K., Chaudhary, R. K., Srivastava, A. K. e Garg, B. D. 1990. Pharmacokinetics and dosage regimen of cephalexin in buffalo calves (*Bubalus bubalis*) following single intravenous and intramuscular administration. *Veterinary Research Communications,* 14: 59-62.

Gellert, M., Mizuuchi, K., Dea, O., Itoh, T. e Tomizawa, J. I. 1977. Resistência ao ácido nalidíxico: um segundo carácter genético envolvido na atividade da DNA girase. *Procedimentos da Academia Nacional de Ciências dos Estados Unidos da América,* 74: 4772-4776.

Gibaldi, M. e Perrier, D. 1982. *Pharmacokinetics.* Marcel e Dekker Inc. Nova Iorque.

Goudah, A. 2007. Cinética de disposição da moxifloxacina em ovelhas lactantes. *The Veterinary Journal* ; (online).

Goudah, A. 2009. Pharmacokinetics and tissue residues of moxifloxacin in broiler chickens *British Poultry Science,* 50: 251-258.

Gray, L, Florez, S.D., Barreiro, A. M., Vadillo-Sánchez, J., González-Olvera, G., Lenhart, A., Manrique-Saide, P. e Vazquez-Prokopec, G. M. 2018. Avaliação experimental do impacto de inseticidas aerossolizados domésticos em *Aedes aegypti* resistente a piretróides. *Relatórios Científicos*, 8:12535

Guglick, M. A., MacAllister, C. G., Clarke, C. R., Pollet, R., Hague, C. e Clarke, J. M. 1998. Pharmacokinetics of cefepime and comparison with those of ceftiofur in horses. *American Journal of Veterinary Research,* 59: 458-463.

Held, H. e Fried, F. 1977. Eliminação do ácido paraaminosalicílico com doença hepática e insuficiência renal. *Chemotherapy,* 23: 405-409.

Hénault-Ethier, L. 2015. Impactos dos inseticidas piretróides na saúde e no ambiente: o que sabemos, o que não sabemos e o que devemos fazer. Resumo executivo e revisão da literatura científica. Preparado para a Équiterre. Montreal. 68pp

Ismail, M. M. 2005. Pharmacokinetics of cefepime administered by IV and IM routes to ewes. *Journal of Veterinary Pharmacology and Therapeutics,* 28: 499-503.

Jill, A. R., Douglas, N. F. e Edward, A. 2002. Pharmacokinetics of intravenous and oral levofloxacin in critically ill adults in a medical intensive care unit. *Pharmacotherapy,* 22: 1216-1225.

Joshi, B. 2005. Pharmacokinetics of cefepime in healthy and febrile buffalo calves (Bubalus bubalis). Dissertação de mestrado, Universidade Agrícola de Punjab, Ludhiana, Índia.

Joshi, B. e Sharma, S. K. 2007. Pharmacokinetic disposition and bioavailability of cefepime in buffalo calves. *Journal of Veterinary Pharmacology and Therapeutics,* 30: 500-502.

Kale, M., Rathore, N., John, S. e Bhatnagar, D. 1999. Danos por peroxidação lipídica na exposição a piretróides e alteração do estado antioxidante em eritrócitos de ratos: um possível envolvimento de espécies reactivas de oxigénio. *Toxicology Letters,* 105: 197-205.

Kerry, L., Michael, J., Brian, T., Thomas, P. e Glenn, W. 2007. Fluoroquinolone resistance in Streptococcus pneumoniae: area under the concentration-time curve/MIC ratio and resistance development with gatifloxacin, gemifloxacin, levofloxacin, and moxifloxacin. *Antimicrobial Agents and Chemotherapy,* 51: 1315-1320

Keutz, E. V. e Schluter, G. 1999. Avaliação pré-clínica da segurança da moxifloxacina, uma nova fluoroquinolona *Journal of Antimicrobial Chemotherapy*, 43: 91-100.

Khan A. M. e Rampal, S. 2014. Efeitos da administração oral repetida de mesilato de pazufloxacina e meloxicam no estado antioxidante em coelhos. *Jornal da Associação Americana de Ciência Animal de Laboratório,* 53:399-403

Khan, A. M, Sultana, M., Raina, R., Dubey, N. e Dar, S. A. 2013a. Efeito da toxicidade sub-aguda da bifentrina no estado antioxidante e na hematologia após a sua exposição oral em cabras. *Actas da Academia Nacional das Ciências, Índia, Secção B: Ciências Biológicas,* 83: 545-549.

Khan, A. M, Sultana, M., Raina, R., Dubey, N. e Verma, P. K. 2013b. Efeito da exposição oral subaguda de bifentrina nos parâmetros bioquímicos em cabras cruzadas. *Actas da Academia Nacional de Ciências, Índia, Secção B: Ciências Biológicas,* 83: 323-328.

Kowalski, R. P., Dhaliwal, D. K., Karenchak, L. M., Romanowski, E. G., Mah, F. S., Ritterband, D. C. e Gordon, Y. J. 2003. Gatifloxacin and moxifloxacin: Uma comparação da suscetibilidade *in vitro* com a levofloxacina, a ciprofloxacina e a ofloxacina utilizando isolados de queratite bacteriana. *American Journal of Ophthalmology,* 136: 500-505.

Krumpe, P. E., Cohn, S., Garreltes, J., Ramirez, J., Coulter, H. e Haverstock. 1999. Intravenous and oral mono- or combination-therapy in the treatment of severe infections: ciprofloxacin versus standard antibiotic therapy. *Journal of Antimicrobial Chemotherapy,* 43: 117-128.

Kumar, R. e Malik, J. K. 2001. Effects of multiple injections of *Escherichia coli* endotoxin on the pharmacokinetics and dosage regimen of a long acting formulation of oxytetracycline (OTC-LA) in crossbred calves. *Veterinary Archive,* 71: 245-263.

Llewellyn, D. M., Brazier, A. e Brown, R. 1996. Exposição profissional à permetrina durante a sua utilização como inseticida de higiene pública. *Annals of Occupational Hygiene,* 40: 499-509.

Lukowicz-Ratajczak, J. e Krechniak, J. 1992. Effects of deltamethrin on the immune system in mice. *Environmental Residues,* 59: 467-475.

Madan, C., Claesson, M. H. e Ropke, C. 1996. Immunotoxicity of the pyrethroid insecticides deltamethrin and cypermethrin. *Toxicologia,* 3: 27-32.

Martinez, M., Mcdermott, P. e Walker, R. 2006. Pharmacology of the fluoroquinolones: a perspective for the use in domestic animals. *The Veterinary Journal,* 172: 10-28.

Carta Médica. 2000. Gatifloxacin e Moxifloxacin: duas novas fluoroquinolonas. *Med. Lett. Drugs ther,* 42: 15-17.

Mevius, D. J., Breukink, H. J., Van-Miert A. S. J. P. A. M., Kessels, B. G. F., Jobse, A. S. e Smit, J. A. H. 1991. Effects of experimentally induced *Pasteurella haemolytica* infection in dairy calves on the pharmacokinetics of flumequine. *Journal of Veterinary Pharmacology and Therapeutics,* 14: 174-184.

Nightingale, C. H. 2000. Moxifloxacin, um novo antibiótico concebido para tratar infecções do trato respiratório adquiridas na comunidade: A review of microbiologic and pharmacokinetic-pharmaco-dynamic characteristics. *Pharmacotherapy,* 20: 245-256.

Noel, A. R., Bowker, K. E. e Macgowan, A. P. 2005. Farmacodinâmica da moxifloxacina contra anaeróbios estudada *in vivo* e modelo farmacocinético *in vitro*. *Antimicrobial Agents and Chemotherapy,* 49: 4234-4239.

Pathania, R. e Sharma, S.K. 2010. Pharmacokinetics and bioavailability of moxifloxacin in buffalo calves. *Investigação em Ciências Veterinárias,* 89: 108-112

Pawar, Y. G. e Sharma, S. K. 2008. Influence of *E.coli* Lipopolysacchride induced fever on the plasma kinetics of cefepime in cross-bred calves. *Veterinary Research Communications,* 32: 123-130.

Peloquin, C. A., Cumbo, T. J., Nix, D. E., Sands, M. F. e Schentag, J. J. 1989. Avaliação da ciprofloxacina intravenosa em pacientes com infecções nosocomiais do trato respiratório inferior. Impacto das concentrações plasmáticas, organismo, concentração inibitória mínima e condição clínica na erradicação bacteriana. *Arquivo de Medicina Interna,* 149: 2269-2273.

Penington, J. E., Dale, D. C., Regnolds, H. Y. e Haclowry, J. D. 1975. Farmacocinética do sulfato de gentamicina, níveis plasmáticos de gentamicina no sangue durante a febre. *The Journal of Infectious Diseases,* 132: 270-275.

Manual de Pesticidas. 1997. In: Tomlin, C.D.S.(eds). *The Pesticide Manual*. London: The British Crop Protection Council.

Raina, R., Verma, P. K, Kusum e Vinaykant. 2009. Effect of repeated dermal application of alfa-cypermethrin on lipid peroxidation and antioxidant system in rats. *Toxicology International,* 16: 27-30.

Riegelman, S., Loo, J. C. K. e Rowland, M. 1968. Shortcomings in pharmacokinetic analysis by conceiving the body to exhibit properties of a single compartment. *Journal of Pharmaceutical Sciences,* 57: 117-123.

Roy, B. K., Yadav, K. P. e Banerjee, M. C. 1992. Effect of pyrogen induced fever on the pharmacokinetics of cefazolin in goats. *Indian Journal of Pharmacology,* 24: 51.

Ryu, J., Zhang, R., Hong, B. H., Yang, E. J., Kang, K. A. M., Choi, K.C. Kim, et al. 2013. O cloroglucinol atenua os déficits funcionais motores em um modelo animal da doença de Parkinson, aumentando a atividade do Nrf2. *PLOS ONE*. 8: e71178.

Sharma, S. K. e Srivastava, A. K. 1994. Pharmacokinetics and dosage regimen of cefotaxime in crossbred calves following single intramuscular administration. *Veterinary Research Communications,* 178: 313-318.

Sharma, S. K., Srivastava, A. K. e Deore, M. D. 2004. Pharmacokinetic disposition of cefotaxime in buffalo calves (*Bubalus bubalis*) following single intramuscular administration. *Indian Journal of Animal Science,* 74: 590-593.

Sharma, S. K., Srivastava, A. K. e Deore, M. D. 2005. Pharmacokinetics of cefotaxime in hepatic-dysfunctioned buffalo calves. *Veterinary Archive,* 75: 339-348.

Sharma, S. K., Srivastava, A. K. e Deore, M. D. 2006. Effect of *E. coli* lipopolysaccharides-induced fever on the disposition pattern of cefotaxime in buffalo calves. *Veterinary Arhive,* 76: 537-545.

Siefert, H. M., Domdey-Bette, A., Henninger, F., Hucke, F., Kohlsdorfer, C., Steinke, W. e Stass, H. H. 1999b. Pharmacokinetics of the 8-methoxyquinolone, moxifloxacin: a comparison in humans and other mammalian species. *Journal of Antimicrobial Chemotherapy,* 43: 69-76.

Siefert, H. M., Kohlsdorfer, C., Steinke, W. e Witt, A. 1999a. Pharmacokinetics of the 8-methoxyquinolone, moxifloxacin: tissue distribution in male rats. *Journal of Antimicrobial Chemotherapy,* 43: 61-67.

Singh, R. P., Srivastava, A. K., Sharma, S. K. e Nauriyal, D. C. 1998. Influence of *Escherichia coli* endotoxin induced fever on the pharmacokinetics and dosage regimen of oxytetracycline in crossbred calves. *Ata Veterinaria Hungarica,* 46: 95-100.

Singh, R. P., Srivastava, A. K., Sharma, S. K. e Nauriyal, D. C. 1997a. Disposition kinetics, urinary excretion and dosage regimen of sulfadimidine in febrile crossbred calves. *Indian Journal of Animal Science,* 67: 866-867.

Singh, R. P., Srivastava, A. K., Sharma, S. K. e Nauriyal, D. C. 1997b. Pharmacokinetics and urinary excretion of caphaloridine in febrile crossbred calves. *Indian Journal of Animal Science,* 67: 949-52.

Snedecor, G. W. e Cochran, W. G. 1967. In: Statistical Methods 6th edn. Oxford e IBH, Calcutá.

Soback, S., Kutz, B., Glichman, A., Risenberg, R., Winkler, M. e Saran, A. 1989. Pharmacokinetics of single dose administration of ceftrizoxime in unweaned calves. *Israel Journal of Veterinary Medicine,* 45: 248-255.

Spreng, M., Deleforge, J., Thomas, E., Boisrame, B. e Drugeon, H. 1995. Atividade antibacteriana da marbofloxacina: Uma nova fluoroquinolona para uso veterinário contra isolados caninos e felinos. *Journal of Veterinary Pharmacology and Therapeutics,* 18: 284-289.

Stass, H., Dalhoff, A., Kubitza, D. e Schuhly, U. 1998. Pharmacokinetics, safety, and tolerability of ascending single doses of moxifloxacin, a new 8-methoxy quinolone, administered to healthy subjects. *Antimicrobial Agents and Chemotherapy,* 42: 2060-2065.

Sullivan, J. T., Woodruff, M., e Lettieri, J. 1999. Pharmacokinetics of a once-daily oral dose of moxifloxacin (Bay 12-8039), a new enantiomerically pure 8-methoxy quinolone. *Antimicrobial Agents and Chemotherapy*, 43: 2793-2797.

Taly, W., Itamar, S., Hannah, B., Sara, W., Drora, H., Avital, L. e Ina, F. 2004. Efeitos anti-inflamatórios da moxifloxacina em células monocíticas humanas activadas: inibição da ativação de NF-B e da proteína quinase activada por mitogénio e da síntese de citocinas pró-inflamatórias. *Antimicrobial Agents and Chemotherapy,* 48: 1974-1982.

Toth, A., Abdallah, H. Y., Venkataramanan, R., Teperman, L., Halsf, G., Rabinovitch, M., Burckat, G. J. e Starlz, T. E. 1991. Pharmacokinetics of ceftrioxone in liver - transplant recipients. *Journal of Clinical Pharmacology,* 31: 722-728.

Toutain, P. L. 2002. Pharmacokinetic/pharmacodynamic integration in drug development and dosage-regimen optimization for veterinary medicine (Integração farmacocinética/farmacodinâmica no desenvolvimento de medicamentos e otimização de regimes de dosagem para medicina veterinária). *Associação Americana de Ciências Farmacêuticas,* 4 (4) artigo 38.

Toutain, P. L. e Bousquet-Melou, A. 2004. Volumes de distribuição. *Journal of Veterinary Pharmacology and Therapeutics,* 27: 441-453.

Van Miert, A. S. J. P. A. M. 1973. Sintomas clínicos induzidos pela endotoxina de *E. coli.* em caprinos. *Journal of Veterinary Medicine,* 20: 614-623.

Walker, M. H. e Keith, L. H. (ed.). 1992. *EPA's Pesticide Fact Sheet Database.* pp 2-12. Lewis Publishers, Chelsea, MI.

Waxman, S., Rodriguez, C., Gonzalez, F., Vicente, M. L., San Andres, M. I. e Andres, M. D. 2001. Pharmacokinetics behavior of marbofloxacin after intravenous and intramuscular administration in adult goats. *Journal of Veterinary Pharmacology and Therapeutics,* 24: 375-378.

Waxman, S., San Andres, M. D., Gonzalez, F., De Lucas, J. J., San Andres, M. I. e Rodriguez, C. 2003. Influence of *Escherichia coli* endotoxin-induced fever on the Pharmacokinetic behaviour of marbofloxacin after intravenous administration in goats. *Journal of Veterinary Pharmacology and Therapeutics,* 26: 65-69.

Willmott, C. J., Critchlow, S. E., Esperon, I. C. e Maxwell, A. 1994. O complexo da DNA girase e dos fármacos Quinolone com o DNA forma uma barreira à transcrição pela RNA polimerase. *Journal of Molecular Biology,* 242: 351-363.

Wolfson, J. S. e Hooper, D. C. 1989. Fluoroquinolone antimicrobial agents. *Clinical Microbiology Review,* 2: 378-424.

Yang, L., e L. Li. 2015. "Ações do inseticida piretróide Bifentrina nos canais de sódio

Yousef, M. I., Awad, T. I. e Mohamed, E. H. 2006. Danos oxidativos induzidos pela deltametrina e alterações bioquímicas no rato e a sua atenuação pela vitamina E. *Toxicology,* 227: 240-247.

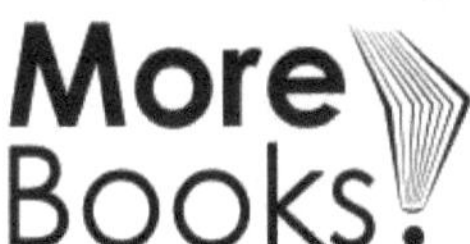

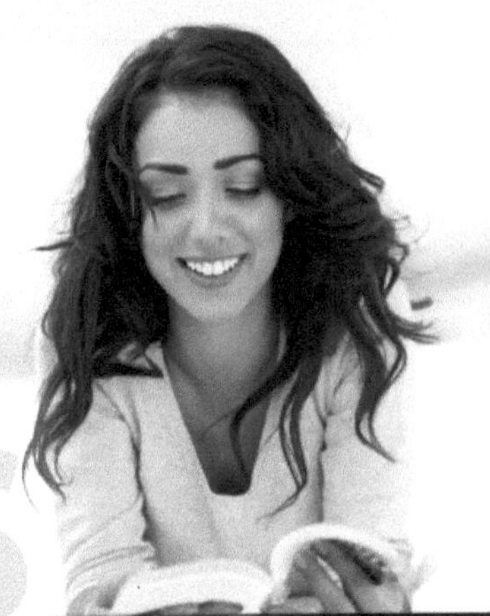

I want morebooks!

Buy your books fast and straightforward online - at one of world's fastest growing online book stores! Environmentally sound due to Print-on-Demand technologies.

Buy your books online at
www.morebooks.shop

Compre os seus livros mais rápido e diretamente na internet, em uma das livrarias on-line com o maior crescimento no mundo! Produção que protege o meio ambiente através das tecnologias de impressão sob demanda.

Compre os seus livros on-line em
www.morebooks.shop

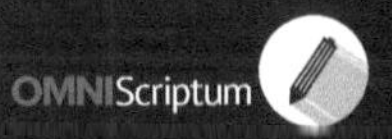

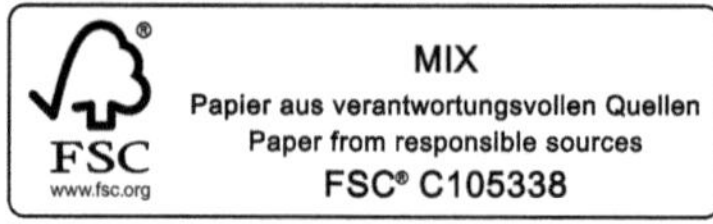

Printed by Books on Demand GmbH, Norderstedt / Germany